ゆ
JN000882
り、しょに

精神科訪問看護師、15のストーリー

稲岡勲
INAOKA ISAO

幻冬舎 MC

はじめに

精神科訪問看護とは、精神疾患を抱える人が、地域のなかでその人らしい生活が送れるよう、自宅に訪問して看護・支援する仕事です。看護師と聞くと、血圧を測ったり注射や点滴をしたりするなどの医療を行う姿を思い浮かべるかもしれませんが、精神科の訪問看護師の仕事は大きく異なります。

精神疾患を抱えた人が直面する、地域社会のなかで生まれるいろいろな「困った」を解消するお手伝いをしていくのが私たち精神科訪問看護師の仕事です。例えば、不安や心配ごとをもつ患者の心に寄り添い、穏やかな生活を送ってもらうために精神面を支えます。ただそばにいて話を聞くだけのこともありますし、家族との調整役になることもあります。また、時には通院の付き添い、服薬のフォロー、入浴のサポート、整理整頓や身だしなみの介助といった生活の支援を行うこともあります。

かつて私は精神科病院の急性期の閉鎖病棟に看護師として勤務していました。しかし精神疾患を抱えた人を社会から隔離し、閉ざされた空間のなかで病院の管理下におくことは決して望ましい対応ではないのではないか、もっと患者一人ひとりを尊重した看護がしたい、そんな気持ちが強くなり、２００４年に先輩医師が立ち上げた精神科クリニックで「訪問看護」の仕事をさせてもらうようになりました。そして２０１２年、さらに患者に寄り添う精神科訪問看護を目指したいという思いから独立し、精神科訪問看護ステーション「ゆっくり」を立ち上げました。

今年で立ち上げから10年目を迎えますが、地域の精神疾患を抱えた人を支える訪問看護ステーションとして、地域の関係機関からも少しずつ信頼を寄せていただけるようになっています。拠点も増え、これまでに４００人以上の患者を訪問してきました。

本書では、その歩みのなかで、看護師たちが出会った印象深い患者とのエピソードを綴りました。看護師がどんなふうに患者と向き合い、患者の課題を解決していったのか。主体的に仕事に臨むなかで、看護師の人間力がどう育まれていったのかを描いています。

本書をきっかけに多くの人たちに「精神科訪問看護」がどういうものか知ってもらえれば、これ以上の喜びはありません。

ゆっくり、いっしょに　精神科訪問看護師、15のストーリー　目次

［ストーリー1］

妄想だと片付けず、「おしゃべり」に向き合って関係を深める

――語り手看護師：八木智美

20代半ばで突然の受診拒否と薬物拒否が

Aさんは私が精神科の訪問看護師として働き出してすぐに担当した患者です。現在30代になるAさんには、いろいろな妄想があって、個人的にはとてもユニークな女性だなと思って接してきました。ただ幻聴や被害妄想の強い方なので、精神科の訪問看護師としてキャリアをスタートさせたばかりの私はとまどう部分もありました。

Aさんに統合失調症の兆候が出てきたのは、高校生の頃です。いったんは回復し高校を卒業して就職もできました。普通に仕事もしていたのです。ところが20代の前半頃に統合失調症を発症し、心配した家族の勧めで精神科病院への通院が始まりました。その後は薬も自分から飲んで比較的穏やかな状態が続いていました。そして20代半ばになった頃、突然受診拒否、薬物拒否の症状が出て、一気に妄想や幻聴がひどくなりました。家族の負担も増えてきたので、私たちの精神科訪問看護ステーションがAさんのお宅を訪問することになったのです。

根深い人間不信と「妄想」

この頃からAさんの人間不信、特に医療関係者への不信は根深いものがありました。通院先の医師や看護師、ソーシャルワーカー、市役所の福祉担当者などとは、まったくコミュニケーションが取れない状態でした。私がお宅にうかがっても、「部屋には入ってこないで」と、訪問を拒否されたことが何度もありました。精神科の訪問看護を始めたばかりの私は、Aさんの訪問拒否にとまどいました。でもそのまま帰るわけにもいかないので、「外でお話だけでもうかがえませんか」そう言って2人でコンビニエンスストアまで行き、そこで飲み物などを飲みながら話を聞かせてもらったこともありました。そんなときAさんは自分の生い立ちや、なぜ自分が医師の診察を拒否するかなど「ここだけの話」を一生懸命話してくれたのです。

例えば、なぜAさんが医師の診察を拒否するかといえば「あの病院は医者も看護師も、すべて某国に操られて何をされるか分からない」からでした。話はさらに広がって「周りはすべて宇宙人で、私は最後の日本人なの」と、ついには宇宙人まで登場します。

そうかと思うと「皇族のある方に思いを寄せられているから、この前はデートで四国に行ってきたの」など、ちょっと笑えるというかユーモラスな話をしてくれることもありました。

もちろんすべてAさんの妄想なのですが、それがあまりに突拍子もないというか、普通の人には絶対にできないような話なのです。私は初めてAさんの「妄想」を聞いたとき、とてもユニークな人だな、とそう素直に思えたのです。

ですから私はAさんの話を「妄想」だと片付けるのではなく、一生懸命に聞きました。Aさんは、とにかくおしゃべりをしたい人なので、どんな話でも「うんうん」と聞く私のことを、次第に受け入れる気持ちになってくれたのかもしれません。

強制力を伴う医療保護入院がトラウマに

Aさんの人間不信が決定的になったのは、家族の意思を受けて行われた「医療保護入院」でした。Aさんは精神疾患のほかに内科の疾患を患っていました。Aさんの医療への不信が高まり、内科の通院まで拒否するようになったため、心配した家族が精神科病院への「医療保護入院」に踏み切ったのです。

これはAさんにとって大きなショックでした。医療関係者だけでなく、家族にまで裏切られたという思いが、あとあとまで大きなトラウマとなってAさんを苦しめました。

とはいえ自分の意に反して入院させられて黙っているようなAさんではありません。

まず病院から市役所の福祉担当者に毎日電話をし「退院させて！」と迫ります。また担当の医師には「なぜ私が入院させられなければいけないのか説明して！」と迫り、治療拒否の態度を徹底します。病院の看護師が服薬させようとしても断固拒否。そのうえ「この薬は、どういう薬か説明して！」と一つずつ医師の説明を求めます。

医師がギブアップし退院へ

こうしたAさんの徹底した医療拒否にあって、ギブアップしたのは病院のほうでした。入院治療の一つの節目である3カ月を迎える頃、私たちの事業所に市役所を通じて病院から連絡がありました。Aさんには退院してもらうので、今までどおり訪問看護をしてもらいたいというのです。

その後、退院カンファレンスが開かれ、私が参加しました。退院カンファレンスとは、入院していた病院から退院するとき、その後の生活をサポートするためにさまざまな組織のメンバーが集まる会議のことです。カンファレンスでは訪問看護のほかに、Aさんがグループホームに入所するという案も出ました。でもこの案はAさんの拒否にあって立ち消えになり、訪問看護だけがAさんに受け入れられたのです。医師は私たちが受け皿になることで、Aさんを退院させることができて、ほっとした表情を見せていました。

こうして私は再びAさんのお宅へ訪問看護師として行くことになりました。Aさんと私の関係は、以前よりもさらにうまくいくようになりました。ただ退院当初は、まだAさんの人間不信が強く、同じ事業所のスタッフでも、私以外は受け入れてもらえない状況が続きました。

でもAさんも次第に落ち着き、私以外のスタッフも受け入れてくれるようになりました。また病院との関係も次第に穏やかなものに変わっていきました。さらにAさんの許可を得て、私がAさんの様子を市役所の福祉担当者などに伝えることで精神科訪問看護以外のサービスも検討され、見守りの輪が広がっていきました。

内科の疾患で入院したら精神面も安定した

特に病院との関係が決定的に良くなったのは、2度目の入院をしてからのことです。その頃までに内科の疾患が悪化していたAさんは、あまりに自分の体調が悪いので、内科での入院をしたらどうかという家族の提案にのり、あっさりと入院を受け入れたのです。その理由をAさんは私に次のように説明してくれました。

①自分のタイミングで入院時期を決められた。
②周囲がその約束を守ってくれた。
③家族が二度と無理矢理入院はさせないと約束してくれた。

Aさんらしい自己分析です。それはともかく、この2回目の入院を境にあれだけ険悪になっていた病院とAさんの関係は穏やかなものに変わっていきました。

私の定年で穏やかな別れが

精神科訪問看護の「看護」という言葉には「傷病者の手当てをしたり、その世話をしたりすること」という意味があります。しかし、Aさんと私の関係のなかには、こういう要素は見当たりません。先にも触れたように私のしていることは、Aさんの話を聞いて同調することだけです。今までAさんが私にした話のなかには、むしろ私を励ますものも少なくありません。

「あまりいいことがないので姓名判断をしてもらって名前を変えてみようと思うんだけれど」

私がAさんにこう相談したときのことです。Aさんは私の顔をじっと見ると、

「八木さんの人生は、いい人生だよ。名前なんか変えることないよ」

と言ったあと、こう続けました。

「私の人生なんか病気ばっかりだよ」

あるときは私を真剣に叱ってくれました。それはAさんが「どこの病院に行ったらいいのか、分からなくなった」と私に相談したときのことです。そのとき私は、具体的な言葉は覚えていませんが、すごく適当な受け答えをしてしまったのです。それを敏感に感じたAさんは、「そ

んな受け答えをするものではない」と、真剣に私を叱ってくれたのです。

そんなAさんと私の間には、2021年の春、穏やかな別れがやってきました。定年になった私が仕事を離れるときが来たのです。

「1つに絞りきれなくて」

Aさんは私にマグカップを2つプレゼントして、こう言ってくれたのです。私は思わず泣いてしまいましたが、Aさんは泣きませんでした。涙を拭いて見上げるとそこには穏やかな笑い顔のAさんがいました。

語り手看護師紹介：八木智美《やぎともみ》

自由奔放な明るい女性で、娘が3人いる。長く精神科デイケアで働いていた。事業所の立ち上げから勤務する看護師・森の後輩で、森が「私が辞めることになってもいいから八木を入れてくれませんか」と上司に懇願し、入職した。天才肌、芸術家肌、情熱家で、精神科看護師としての技術は申し分ないが、人の言うことを聞かない自由人でもある。いつもニコニコしていて正義感が強く、患者からの信頼も厚い。東日本大震災で被災した福島の子どもたちにボランティア団体の活動もしている。

【コラム】

医師不信が人間不信に

治療拒否を続ける患者も、みんな最初からそうだったわけではありません。精神的なことも含めて体の不調を感じ、何とかしようと自分から医師にかかったりすることがあります。でもそんなとき、精神的な障がいがあるというだけで、医師が自分をちゃんと診てくれない、親身になってくれないと感じる瞬間があるのです。するとそこから次第に医師不信が始まっていきます。このあたりのことは精神疾患をもっている患者は非常に敏感なようです。さらにこの医師不信が人間不信になり、いろいろなことが次々とこじれていくのです。

私の場合、人間と人間というスタンスを崩さずにAさんに接していたので、Aさんは受け入れてくれたのだと思います。

ストーリーにもあるように、退院のときは、私以外は「ゆっくり」のスタッフでも受け付けてくれない時期もありました。でも今は私が引いた1本の道がつながっているので、私の退職後も後任の看護師が新たな関係を築いています。最近のAさんは相変わらず妄想はもちつつも、ベランダにブルーベリーや野菜の苗を植え、育てるのを楽しみにしているということです。

・妄想や幻聴には「理由」がある

患者が話す、現実にはあり得ないような不思議な話をすべて妄想や幻聴だと決めつけないことが、精神科訪問看護では大事です。ほかの人から見たら妄想でも、患者は実際にそのような体験をしている気持ちなのです。こういった話に真剣に耳を傾けることで、患者との間にもう一歩深い関係をつくることができるのです。

普段は患者から聞いた妄想を言語化することはないのですが、専門家以外の人のためにちょっと紹介してみましょう。

★「メジャーリーガーが家に勝負をしに来るから」と言って、1日にバットで素振りを1万回やっている人。何度も話を聞いているうちに、メジャーリーグが宇宙リーグABCになったりします。本人はまずAリーグからやっつけると豪語します。

★自分のつくった言葉が売られていると訴える人。あるいは前に入院した病院から自分の個人情報が売られているという人。これはけっこう多いです。

★本を書いて、もうすぐその本が出版されるという人。文章を1行書くとコンピュータが本にしてくれ、印税が入ってくると言う人もいます。

こうした妄想を「そんなことがあるわけない」で済ませてはダメというのが私たちが大切にしていることです。患者のなかにそういう妄想を言わせる何かとても大切なことが潜んでいるからこそ、こういう話が生まれてきます。妄想や幻聴には必ず「大きな理由」があるのです。それを知ろうとする姿勢から患者との関係が始まっていくのです。

・幻聴はなぜか家電製品から聞こえてくる

精神科の患者で幻聴が聞こえる人は、こんな話をよくしてくれます。

「テレビ」「冷蔵庫」「エアコン」「洗濯機」「換気扇」から聞こえてくる。

いずれも電化製品、多くはいわゆる「白物家電」といわれるものです。現代社会で最新のコミュニケーションのツールであるパソコンやスマートフォンから聞こえてくるという患者はほとんどいません。なぜそれらの電化製品に限るのか、もちろん理由は分かりません。ですが、ここにも必ずなにかしらの理由があるはずです。

［ストーリー2］

遠方に住む家族の心のケアも、看護の仕事の一つ

――語り手看護師：松本雄大

「Bさん、おはよう」で始まる穏やかな一日

朝一番でお宅を訪問すると、Bさんは天気が良ければ、たいてい縁側に座って日向ぼっこをしています。そんなBさんに「Bさん、おはよう」と声を掛けることで、訪問看護の1日が始まります。

私はだいたい1日に3～4人の患者を訪問することが多いので、1人と接する時間は30分から1時間ほどです。患者のなかには、あまり長時間いてほしくないと思う人もいるので、その日の様子を確認したらすぐに引き上げる場合もあります。逆に困ったことがあると患者のほうから話し掛けてくれて、長い時間話し込むこともあります。そのほか、買い物を頼まれたり入浴の介助をしたりと、訪問看護の中身は、その人その人によって違いますし、同じ人でも体調によって大きく変わったりします。

Bさんは、ほとんど自分から話すことはないので、こちらから話し掛けなければ時間をもて余し気味になることもよくあります。そこで私も並んで縁側に腰掛け、いろいろな話題をもち出してみます。でも、そのとき私が出した話題に、Bさんはすぐその場で答えてくれるわけではありません。

こんなことがありました。あるときBさんが、おみくじを持っているのが目に留まりました。それは明治神宮のおみくじでした。和歌が書いてあるので有名な、あのおみくじです。

「Bさん、和歌が好きなの？」

私の問いかけに返事はありませんでした。ですが、２～３年経った頃でしょうか。あるとき、急にBさんは自分が大好きな万葉集や古今和歌集の和歌を私に教えてくれるようになったのです。最初はどうして急に和歌の話を始めたのか分かりませんでした。でも話題があのときのおみくじの和歌になったので、私にもようやく理解できたのです。このように患者との関係はゆっくりと育まれます。

今私とBさんの間には、精神科訪問看護を通じて、こんな穏やかな日々が続いています。でもここに至るまでには、いろいろなことがありました。特に慎重な対応を心掛けたのは、今では唯一の肉親である弟さんとの関係でした。

通院と服薬を拒むBさんを弟さんが心配

私が初めてBさんに会ったのは２０１５年４月でした。その日はBさんの退院カンファレンスが行われることになっており、訪問看護を始めて、あまり時間の経っていなかった私が参加しました。

Bさんは、硬い表情で椅子に座っていました。カンファレンスの席で自己紹介をしてもBさんは私にまったく興味がなさそうでした。親交を深めた今でこそ分かることですが、こういうときのBさんはすごく緊張しており、何を聞いても決して返事をしてくれないのです。

Bさんが統合失調症を発症したのは高校生のときです。主な症状は幻覚と幻聴です。以来、60代後半になる現在まで入院と退院を何度も繰り返しています。普段は比較的穏やかなのですが、たまにこの幻覚と幻聴が本人をひどくイラつかせることがあります。過去には隣家に止めてある自転車を蹴り倒し、措置入院させられたこともありました。また幻覚が見えるのは目のせいだと思い込み、自分で眼球を傷つけてしまったこともあります。

こうした行為を心配したBさんの弟さんは、定期的な精神科病院への通院や、薬の服用を懇願するのです。ところが、

「病院へ行っても薬を飲んでも症状は変わらない」

Bさんはそう言って通院や服薬を拒否します。

このように、通院や服薬の拒否が弟さんにとっては大きな心配事でした。離れて暮らしている弟さんは「通院や服薬の拒否によって、姉がいつかとんでもない問題を起こしてしまうので

はないか」という不安を常に抱えていました。

弟の不安が強制入院につながる

弟さんには、その不安が我慢できないほど高まってくることがあります。そうなると居ても立ってもいられません。病院と相談して「民間救急」に依頼、精神科病院に姉を強制入院させることになってしまうのです。病状が悪化したわけでもなく暴れているわけでもないBさんは、ただ通院しない、薬を飲まないというだけの理由で入退院を繰り返していたわけです。

「これはなんとかしなくてはいけないな」

それがBさんの訪問看護を始めたときに私が感じたことでした。最初の訪問に行ったときこそBさんは何も話してくれませんでしたが、次第に私が訪問することを受け入れてくれるようになり、姪の写真を見せてくれるようにもなりました。

幻覚や幻聴についても「テレビから指示がくるの」と言ってイライラする様子を見せることもありましたが、本人にはそれが幻覚・幻聴であることは、ちゃんと分かっているようで、なるべく他人にそのイライラが分からないようにすることもできていたのです。

通院や服薬を拒否していてもこの状態であれば入院する必要はないというのが、私の判断でした。私は、弟さんと信頼関係をつくっていくことを視野に入れて訪問を続けたのです。

弟さんは他県に住んでいるため、日帰りでBさんの様子を見に来るのは負担が大きいようでした。そこで私のほうからも積極的に電話で連絡を取ることにしました。電話でBさんの日常生活の様子を知らせることで、少しでも弟さんの不安を取り除こうと思ったのです。

それでも2回の強制入院が

もちろんそんなに簡単に弟さんの不安が消えることはありません。私が訪問を始めてから半年後に、Bさんの弟さんが民間救急を呼び、Bさんはまた入院することになりました。さらに翌年にももう一度Bさんは強制入院させられています。

私の勤めるステーションの見解としては、この時点でBさんを入院させる必要はないと判断していましたが、弟さんがBさんの強制的な入院を望んでいて病院が必要だと認めれば、口を挟む立場にはありません。

この2回の強制入院について私たちが関与していないということをBさんに分かってもらえるよう弟さんにも病院にもお願いしました。

精神科病院への通院も服薬も嫌がっているBさんが、民間救急を使った強制入院を快く思っているはずがありません。その強制入院に私たちが加担していると思われれば、せっかくここまで積み上げてきたBさんとの信頼関係が崩れてしまいます。もちろん弟さんとの信頼関係を築くことも大切ですが、何よりも大切なのは患者であるBさんとの信頼関係です。

ですから民間救急が来てBさんを車に乗せる際にも私は立ち会っていません。Bさんも私や私の勤めるステーションが2回の強制入院に賛成していないことは理解したようで、この2回の強制入院から帰ってきたときには、またそれまでと同じような雰囲気で訪問看護を受け入れたのです。

うれしかった嘘の告白

2回の強制入院があったあと、私とBさんの間には比較的穏やかな日々が流れていました。Bさんによれば通院もしているし、薬も飲んでいるということでした。ところがある日、Bさんがバツの悪そうな顔で私にこう言いました。

「薬を飲んでいるというのは嘘でした。病院にも行っていません」

私はびっくりしました。訪問看護は基本的に病院の指示で動くものです。私も定期的に連絡は取っていましたから、まさかBさんが通院していないとは思ってもみなかったのです。言わ

れてみればある書類を見せてほしいと頼んだときBさんは、

「向こうの部屋に置いてあるから」

と言って見せてくれないことがありました。その書類がないことが分かれば通院していないことも分かってしまうのではぐらかしたのでしょう。

でもBさんが自分の口から話してくれたことは私にとってとてもうれしいことでした。びっくりはしましたが、私を信頼して自分の秘密を打ち明けてくれたのですから、Bさんとの関係は1歩も2歩も進んだと確信しました。

Bさんの「嘘」が分かってから、私はすぐに担当の医師に電話をし、今のBさんの様子などを詳しく説明しました。この医師はBさんの状態をよく理解してくれ、1年以上も直接本人が受診していなかったにもかかわらず、訪問看護の指示書を書いてくれました。その後もBさん本人は病院に行けなかったのですが、私と医師とは月に2回ほど話をする機会をもち、Bさんの情報を共有することができたのです。

そしてついにある日私がいっしょに病院に行こうと言うと、Bさんは「はい、分かりました」と言ったのです。

訪問看護が入っていれば大丈夫という安心感

この頃から弟さんと、私との関係も深まっていきました。

「松本さん、おめでとうございます。もうすぐお子さんがお生まれになるそうですね」

あるとき、弟さんと電話で話していると、突然こんな祝福の言葉をいただきました。私に子どもが生まれることをBさんに伝えたことはありましたが、そのときは聞いているのかいないのか、いつもの硬い表情でした。しかし、弟さんが知っているということは、Bさんが話したからに違いありません。その後、弟さんとの電話を注意深く聞いているとBさんが私のことをいろいろと話していることが分かってきました。私が弟さんに電話でBさんの様子を定期的に報告しているだけでなく、どうやらBさんも弟さんに私のことや訪問看護ステーションのことを話していたようなのです。

それが分かったときBさんに信頼され始めた証のような気がしてとてもうれしかったのを覚えています。そして私やステーションを信頼してくれるようになったのは弟さんも同じでした。その証拠に、ふと気がつくと弟さんから「姉が通院してくれない」「薬も飲んでくれない」という言葉が聞かれなくなっていました。

当時のBさんの状態はといえば、一度は私と病院に行ってくれたものの、やはり通院はしたくない、薬は飲みたくないと通院拒否、服薬拒否は続いていました。でも、それで何か不都合があるかといえば、何もないというのが私や稲岡の判断でした。

幸いなことに担当医の判断も「しばらく様子をみよう」ということに落ち着いていたのです。でもここでもし以前のように弟さんが心配して強制入院を医師に申し出たら医師としても認めなくてはならなかったでしょう。しかしそれは杞憂に終わりました。弟さんから「強制入院」という言葉が聞かれなくなってずいぶん経ちます。どうやら病院に行かなくても薬を飲まなくても、私たちの訪問看護が入っていれば大丈夫だと弟さんに安心していただけたようです。

Bさん、またまた自転車を蹴り倒す

つい最近、こうした私たちへの弟さんの信頼が試されるちょっとした「事件」が起きました。弟さんから電話があって、Bさんが隣家の自転車を蹴り倒してしまったというのです。その家には防犯カメラが取り付けられていて、そこに自転車を蹴るBさんの姿が映っていました。それを見た隣家の方は、もともとBさんのことを心配してくださっていた方だったので、警察には通報せず、すぐに弟さんに連絡したのです。

私が駆けつけるとBさんは事の顛末を素直に話しました。発端は、和歌の解説書でした。Bさんの好きな和歌の解説が気に障ったのです。Bさんの言葉を借りると「解説部分に卑劣な暗示があり、その暗示にかけられそうになった」ということです。それでイライラしたBさんは外に出ると隣家の自転車に「怒り」をぶつけたのでした。

私たちがすぐに謝りに行ったほうがいいとアドバイスすると、Bさんもそうしたいと言います。しかし自分だけで行くのはハードルが高そうでした。私とBさんが2人で行くという案や代表である稲岡が行くという案も出ましたが、Bさんは体調が悪くなりそうなほど恐縮していましたし、稲岡が行ったのでは、強面のその風貌から隣家に別の不安を与えるのではないかという意見も出て、最終的に私がBさんの同意のうえで1人で隣家に行きました。

隣家では訪問看護ステーションの名刺を出して挨拶をしました。そして今回の事件に至った経緯を説明するだけでなく、これまでBさんを訪問看護してきたこと、今後も訪問してBさんの生活を支えていくことを説明しました。すると先方は、とても安心したようで、終始温かな雰囲気のなか、Bさんの体調を心配する隣家の方の気持ちがこちらにも伝わってきました。

あとは弟さんが今回の「事件」をどう考えるかです。考えてみればBさんは過去に同じように自転車を蹴って措置入院させられたことがあるのです。今回の「事件」で、Bさんの状態がそこまで戻ってしまったと弟さんが判断してもおかしくはありません。そうなればやはりまた強制的に入院させて薬も飲ませたいということになってしまうでしょう。

結論から言えば弟さんは私たちを信頼するという選択をしました。強制入院という言葉も出ませんでしたし、通院拒否や服薬拒否への不安も弟さんの口からは出ませんでした。

私とBさんは今も天気が良ければ、たいてい縁側に座って日向ぼっこをしながら、和歌の話をしています。

語り手看護師紹介：松本雄大《まつもとゆうた》

精神科訪問看護ステーション「ゆっくり」主任。

昨年第3子の女児が誕生した3児の父。育児休暇を取得して子育てに奮闘した。以前は精神科病院病棟で勤務。若いのでフットワークが軽く、何に対しても尻込みしない。物事を教えてもらったときの吸収が早い。おしゃれ。社内でよく筋力トレーニングをしている。食べることが大好きで、とあるお店の大食いの貼り紙に名前が載っている。

【コラム】

措置入院、医療保護入院、任意入院は何が違う?

精神科病院に患者が入院する際、患者の意思がどこまで尊重されるかによって、その形態は大きく3つに分けることができます。

まず1つが措置入院。これは法律に基づいて判断されるもので、医師（鑑定医）が判断し、入院の必要があると認められれば患者の意思に関係なく強制的に入院となります。Bさんが過去に自転車を蹴ったときには、警察に通報されて身柄を確保され、鑑定医の判断で精神科病院に入院になりました。これが措置入院です。

2つ目が医療保護入院と呼ばれるものです。これは家族と精神科病院が話し合いをして決めるものです。患者の入院したくないという意思と、家族の入院させたいという意思がぶつかった場合にとられることが多い方法です。嫌がる患者を家族だけでは入院させられない場合も多く、そんなときは「民間救急」と呼ばれる業者が登場し、半強制的に患者を入院させることもあります。

3つ目が任意入院です。これは一般的な入院とほぼ同じで、医師が入院の必要性を認め、患者も入院したい、家族も入院させたいと思っている場合をいいます。

・精神科以外では聞き慣れない「民間救急」とは何か

さきに出てきた「民間救急」という言葉は一般の人には聞き慣れない言葉だと思います。例えば精神科の疾患がある患者が混乱状態に陥ったような場合、一般の救急車を呼んだりパトカーを呼んだりしても入院につながらないことがあります。こんなときに登場するのが「民間救急」です。以前は患者の体を拘束して病院まで移送することもよく見ましたが、最近はそのような光景は見られなくなりました。それでもガタイのいい男性が数人ワンボックスカーから降りてくるところは、なかなか迫力があります。その「圧の強さ」を感じると入院を嫌がっている患者もたいていはおとなしくなって車に乗せられていきます。

救急とはいうものの「民間」業者の仕事ですから料金は安くはありません。自宅に車で乗り付け、病院まで連れて行くだけで10万円以上の費用がかかります。

・民間救急で入院させられても姉弟の関係が壊れなかった希有な例

私の経験からいうと、民間救急を使って入院した場合、家族と患者の関係はたいてい悪化します。精神科病院の閉鎖病棟に入院した場合は、生活パターンは一変して今までのように自由に行動できなくなるわけですから家族に恨みを抱くケースも少なくありません。民間救急を使った入院はその後の家族関係を壊してしまう恐れがあるのです。

Bさんの場合は私たちが訪問看護に入ってから2回の強制入院がありました。いずれもエピソードで述べたように弟さんの要請によるものです。しかしこの2回の強制入院で姉であるBさんと弟さんとの信頼関係が壊れることはありませんでした。これは非常にまれなケースです。

たぶんBさんと弟さんの間には、私たちの理解を超える強い絆があるのでしょう。

［ストーリー3］

思春期の患者の「多動」に
ブレーキをかける。
失敗経験の積み重ねが、
患者の意欲を削がないように

――語り手看護師：安藏由希代

「あれもやりたい」「これもやりたい」Cくん

私が訪問看護師として通い始めて4年目になるCくんは、16歳の男の子で、やりたいことが山ほどあります。

Cくんには大学に行って、将来は自立して生活していきたいという夢がありました。そこで高校に入学したとき、自立への第一歩としてアルバイトもしたいと思いました。

しかし入学してみると、高校からは課題がたくさん出されていて、それを提出しないと卒業は難しくなります。

Cくんはギターを弾くのも大好きです。もっと上手に弾きたいのでギター教室にも通いたいと思っています。

強迫性障がいとADHD（注意欠陥・多動性障がい）をもつCくんは、あるとき突然、自分の周りにあるすべてのものが汚らしく見えてきて、ベッドの上から1歩も動けなくなったりします。ひっきりなしに手を洗い続けたり、お風呂にとんでもなく長い時間入ったりするのが強迫性障がいの特徴です。またADHDの特性としてCくんは、いろいろなものに注意が向きがちで、自分のやりたいことに、一つひとつ目標を定め集中して処理していくことがとても苦手です。

そのため高校を卒業し将来は大学に行きたいという夢はもっていましたが、高校から出された課題はほったらかしでした。ギター教室も最初は意気込んで通い始めたのですが、長続きしません。あるときは、自分でレンタルビデオ店のアルバイトを見つけました。そこまではよかったのですが、1日で通えなくなってしまいました。

Cくんは自分のなかから湧き上がる「あれもやりたい」「これもやりたい」という衝動に突き動かされては突進し、失敗しては落ち込む。そんなことを繰り返している男の子なのです。

失敗体験はマイナスにしかならない

私にもCくんと同じ年頃の子どもが3人います。ですから、いろいろなことに興味をもち、「あれもやりたい」「これもやりたい」と夢を膨らませるCくんを、同じ年頃の子どもをもつ母親として応援したいと思っています。

でもCくんのお宅を訪れる精神科の訪問看護師の立場から見ると、Cくんがやりたいと思うことを何でも無条件に応援するというわけにはいきません。

なぜかというと、今のCくんにとって失敗体験の積み重ねはマイナスに働くことが多いと思うからです。どんな小さなことでもいいから「やった」「できた」という成功体験を少しずつ積み上げていくことが、彼には今、なにより必要ではないかと感じています。

しかし、Cくんにとってそれは簡単なことではありません。Cくんの「やりたいこと」が、そのときのCくんにとって「できること」なのかどうか。そこをきちんと見極めてあげる人がいないと、失敗体験ばかりが積み重なっていきます。そうなると本人は落ち込んで追い詰められてしまう。ゆとりがなくなって自分のベッドの上から1歩も動けなくなってしまうのです。

ですから誰かがブレーキを踏んでCくんの「勢い」を止めないといけないのです。でも残念ながらCくんの家庭には、今はそういう役割をする人がいません。

Cくんに手を貸し過ぎるお父さん

Cくんが暮らすのは小さくておしゃれな戸建て住宅です。リビングの窓からは大きな空が望めます。Cくんはお祖母ちゃんとお父さん、お兄さん、それに犬とハムスターと暮らしています。お母さんはCくんが幼稚園の頃に病気で亡くなってしまっているので、お母さんはいません。

お祖母ちゃんは、Cくんが本当にかわいくて仕方がない様子です。Cくんがベッドの上から動けなくなっても、それを気にする様子はなく、ただニコニコとご飯や飲み物を運んだり、C

くんが握りしめて汚れたハンカチをそっと取り替えてあげたりするのです。

逆にCくんに常に厳しく接しているのがお兄さんです。大学に通っているお兄さんは、学校に行けなかったり、習い事やアルバイトをすぐに辞めてしまったりするCくんの行動がとても気になるようです。そのことが分かるのか、Cくんは、お兄さんといるときは、いつもビクビクしています。私の目から見ると、Cくんが本当はお兄さんのことを大好きなのがよく分かるのです。でもCくんは、うまくその気持ちを伝えることができません。

Cくんのお父さんは企業の社長で、とても忙しい人なので、私が訪問するときは会えないことが多いのですが、たまにお会いすることがあると、その言葉の端々から、何とかCくんに自立してほしいという思いがひしひしと伝わってきます。

例えばCくんが「アルバイトがしたい」と言えば、さっそくアルバイトをお父さんが探してきます。「ギターを弾きたい」と言えば、お父さんはギター教室のパンフレットをいくつも探してきて、Cくんといっしょに検討を始めます。確かに同じ親としてお父さんの気持ちは十分分かるのですが、やはり少し、お父さんが何でもかんでも先走ってやり過ぎてしまっているようにも思えます。

そこには残念ながら「Cくんにできるかどうか」という視点が欠けているように私には見え

ます。「あれもしたい」「これもしたい」というCくんの夢に、「これができたらいいのに」というお父さんの夢が重なって、どんどん夢が大きく膨らんでいくのです。でも親子でさんざん夢を膨らませたあとに待っているのは、悲しいことに挫折と落ち込みが多いのです。親子ですから、たぶんお父さんもCくんと似て何かをしたいと思ったら、すぐに動き出さないと気が済まない性分なのでしょう。

誰かがブレーキを踏んであげないといけない

親子では、どこの家庭でも同じようなことは起こります。私と3人の子どもの間でも多かれ少なかれCくんとそのお父さんに似たところはあります。私の長女は私と同じ看護師になりたいという夢をもっていて、私も娘の夢が叶うように全力で応援しています。Cくんのお父さんが息子の夢を応援したいと思うあまり、息子に手を貸し過ぎてしまう気持ちもよく理解できます。

だからこそ、私が訪問看護師としてお宅を訪問するときは、時に密着し過ぎるCくんとお父さんの間に立って、時に際限なく膨らんでゆく親子の夢に、ブレーキをかける役割を果たしたいと思います。私も自分と娘との関係を考えたとき、そういう立場の人が家庭のなかにいてくれたら、どんなに助かるだろうかと思います。

例えばCくんがアルバイトをしたいと私に相談することがあります。そんなとき私は、やんわりとブレーキを踏みます。

「今は高校の卒業を優先させたほうがいいから、アルバイトはそれからにしようね」

しかし思い立ったら動かないと気が済まないCくんは、次に訪問したときにはすでに応募していることもあります。そんなときは、こう声を掛けます。

「なんでも経験だからね。もしうまくいかなくても落ち込まないようにしようね」

Cくんには未来がある

訪問看護師としてCくんと出会ったとき、これだけは忘れないようにしようと思ったことがあります。それは「彼には未来がある」ということでした。

障がいをもって生きにくさを抱えているCくんが、少しでも夢を叶えて充実した未来を手に入れるために、精神科の訪問看護師として私には何ができるのかを常に考えていこうと思ったのです。今の彼にとって大切なことは、先にも触れたように成功体験を積み重ねていくことです。そのために私が精神科訪問看護の看護師としてできることは、Cくんが確実に叶えることのできる小さな夢に、一つひとつ力を集中できるように見守っていくことだと思っています。

「ダラダラと看護をしていて気がついたら時間だけが経っていた。そんな看護だけはしてはいけない」

それがCくんのような未来のある若い患者と接するときの私の基本的なスタンスになりました。

今Cくんは将来の「自立」に向けて、こんな夢をもっています。

まず高校を卒業する。それからアルバイトをしてお金を貯めたあとに、夢の1人暮らしを始める。さらにお金を貯めたら音楽大学に通う。将来はギター奏者になりたいというものです。

私が彼と出会った頃にもっていた「高校卒業・自立」という漠然とした夢は、今は具体的に、その後の生活を見据えるという目標に置き換わって、より現実的な目標になっています。

しかし現状では、高校から出される課題をなかなかやりきることができていません。このままでは高校を卒業できない……。少し心配になって訪問したときにCくんといっしょにその課題をやってみたことがあります。途中にいくつか問題があり、答えていくと、最後にまとめの問題が出てきます。その回答を学校に提出すると初めて課題が1つクリアできるというものです。

これは私のような大人が挑戦しても1人でやりきるには相当集中力がいるものでした。実際に体験してみて、「やりきることはできていないけれど、自宅で一人で少しでも進めることができて、よくここまで頑張ってこられたな」と感心したのを覚えています。

本人のペースを大切に寄り添う

Cくんは今、発達障がいや不登校の子どもたちなどを広く支援する事業所にも通っていて、そこで勉強もしています。

実をいえば、この事業所も何かをさせたいというお父さんが見つけてきたものなのです。きっかけはこの事業所が斡旋してくれるショートステイ・サービスでした。長年お兄さんと相部屋だったCくんにとって、一人暮らしをするのが以前からの夢でした。その夢をほんの一時だけでも実現させてくれるのが、このショートステイ・サービスでした。資料によれば、こぎれいなアパートの1室が用意され、数日間自由に使うことができるというのです。一人暮らしを体験できるこのサービスを知ったCくんはとても積極的で楽しそうでした。

しかし実際にショートステイを体験してみると、あれだけ盛り上がっていた1人暮らしへの情熱もあっという間に冷めてしまったようでした。

「1人だけでは、やることがなくてつまらないんだもん」

ショートステイの感想を尋ねた私に、Cくんはこう答えました。つまり彼は1人きりの部屋で時間をもて余してしまったというわけです。

しかしこうして時間をもて余したのがきっかけで、ショートステイではなく、その事業所で高校の課題などの勉強を始めることになったわけですから、彼のやりたいと思ったら何でもやってみるという突進力が功を奏したということになります。とはいえ移り気なCくんは、事業所からは「毎日通って来てもいいよ」と言ってもらっていながら、またしても足が遠のいています。何をするにもスタートは良いが、続かない、という問題がここにも出てしまっていました。

これが自分の子どもだったら無理にでも「毎日行きなさい」と叱るところかもしれません。しかし私は彼に「週に少しは行けるといいね」と声を掛けるだけです。

「それがCくんのペースなのだから、周囲が無理矢理、通わせようとしてもダメなんだ」

Cくんを強引に導くよりも、そばで見守り支え、フォローすることが、私の役割です。

語り手看護師紹介：安蔵由希代《あんぞうゆきよ》

ステーションの立ち上げから勤務している。その前は老人施設やクリニックなどで働いていた。精神科に関わるのは初めてで、最初は不安だったが、今ではやりがいを感じている。穏やかな人となりと性格で、患者からの信用がとても厚い。子どもが3人いる。

【コラム】

どう接するかで変わる若い患者の未来

未来のある若い患者にどう接していくか。そして精神科訪問看護の看護師として、どこまで介入すればいいのか。当事業所では、ここに出てくるCくんのように強迫性障がいやADHDをもった若い患者のほか、発達障がいや自閉症などの障がいを抱えた子どもの患者を訪問看護することも多くあります。

精神科の場合、他科に比べて症状が改善するまでに長い時間が必要になることが多いです。3年から5年という時間の流れのなかで考えていかないと訪問看護はうまくいきません。これが子どもになるとさらに難しくなります。子どもにとっての1年はとても貴重なものです。成長過程をうまくとらえてアプローチすると劇的に症状が改善することがある一方で、アプローチが下手だと何も変わらないどころか、さらに状況や状態がこじれてしまうこともあるのです。

・子どもの患者を知るには専門の知識が必要

また精神疾患や発達障がいなどを抱えた子どもの患者は、大人の患者とは異なる方法で自分の欲求などを表現します。子どもが目線を合わせないことの意味や、母の声掛けに子どもがどう反応するものなのかなど、子どもの患者の行動が何を意味しているかを知るには専門の知識を身につける必要があります。

病気や障がいを抱える小さな子どもの患者と柔らかくて穏やかなコミュニケーションを取るには、じっくり遊びながら関与観察をしていくことが欠かせません。それに親御さんにも状態などを説明しなければいけないことも多いです。

・パワーを使い過ぎるのが強迫性障がい

ところで、Cくんが抱えている強迫性障がいは、パワーの消耗が激しい障がいです。「あれもやりたい」「これもやりたい」という欲求を実現させるためにCくんは多くのパワーを使うし、周囲も彼のパワーに巻き込まれてしまいます。その結果、本人も家族も疲れてしまいます。本人は朝になってもまったく起きられなくて昼まで寝ているような生活になってしまうし、家族は疲労困憊してしまうのです。

Cくんに今必要なのは、成功体験を着実に積み上げていくことです。そのためには「あれも」「これも」とパワーを使い切ってしまうのではなくて、なるべく「エコ」のように力をセーブする生活をいっしょに相談しながら見守ってあげることが大切です。

［ストーリー4］

入院中の患者の急死。精神科訪問看護師としての後悔

――語り手看護師：中野弘二

Dさんの急死

強迫性障がいを患っていた60代男性のDさんが急死しました。山深い場所にある精神科病院に入院してから1週間後のことでした。入院1週間前の訪問時には大きな身体的異常は見られなかったため、私は大きなショックを受けました。

病院の担当看護師によれば、Dさんの死因は敗血症か誤嚥性肺炎と思われるとのことでした。亡くなったその日Dさんは病院で「便が出ていない」「食べ物が喉を通らない」と体調不良を訴えていたそうです。しかし、お腹の状態を診ても、体温と血圧を測っても、異常は見られなかったといいます。この訴えは、入院前のいつものDさんの「強迫性障がい」によるものと同じでした。入院前に私たちの精神科訪問看護を利用していたときも、頻繁に耳にしたものでした。

入院前、Dさんは1人暮らしをしていました。子どもたちは自立して離れて生活しており、奥さんを10年前に亡くしていました。強迫性障がい特有の不安の強さから、1日10～20回、多いときには30回近くも、私たちのステーションへ電話を掛けていました。多くの場合、便通が悪いことやけがをしたことなど、身体的な問題を訴えることが多いのですが、時には「カーテンのしわがとれない」「シーツがぴったり敷けない」と身の回りの些細なことを訴えます。しかし、何かアドバイスを求めているわけではなく、「自分の思うようにやって大丈夫ですよ」と誘導するような感じで、Dさんが期待するような答えの返事をこちらから投げかけないと、電話は切れません。

そして、何分か後にはまた同じ内容の電話がかかってくるのです。その繰り返しが、昼夜を問わず起こります。

Dさんは私たちの事業所へだけではなく、離れて暮らしている子どもたちにも同様の連絡を取っていました。身体的な不安がより強まると、頻繁に救急車を呼ぶこともありました。

これらは、強迫性障がいの患者に見られやすい特徴です。強迫性障がいとは、周囲から見れば深刻にとらえなくてもよい物事に対する不安を制御できず、不安を避けるために同じ行動を何度も、病的なほどに繰り返す病気です。

Dさんが山深い場所の病院に入院することになったのは、強迫性障がいの症状が激しくなり、自身の食事の用意なども難しくなってきてしまったためでした。Dさんの死の直後、私たちは「精神科訪問看護師として自分たちに何ができたか」を自問することになりました。

平常時の気の強さと不安時のギャップ

病院への入院の直前、Dさんは強迫観念に駆られて救急車を呼びました。Dさんの強迫観念は、周囲から見れば根拠のない不安から生まれるもので、救急隊員に様子を診てもらっても、Dさんの体に大きな異常はありませんでした。

Dさんはそれ以前にも何度も同じような行動を繰り返していました。このときは、一時的に実家に戻っていた息子さんが救急隊員に事情を説明して謝罪するとき、息子さんが救急隊員から強く叱責されたそうです。息子さんは「人に迷惑を掛けるのはいい加減にやめてくれ」と、感情的になって父親であるDさんを生まれて初めて軽く叩いてしまいました。病気と分かっていても、何度言っても救急車を呼ぶのを止めないDさんのことが、よほど腹に据えかねたようでした。Dさんは子どもに叱責されたことがショックだったようで、落ち込んだ様子を見せていました。このときの姿は、普段のDさんとは真逆のもので、私もよく覚えています。

普段のDさんは、身体も気持ちもしっかりしており、高圧的な物言いをすることもありました。性格に裏表がないので、人の嫌がることでも率直に口に出してしまうのです。

私もDさんから「そんなこともできないのか」と言われて、悲しい気持ちになったことがありました。電話で「浣腸を買ってきてくれ」と言われたときのことです。看護師である私は、主治医の指示のない薬を患者に渡すことはできないため、Dさんからの頼みを断りました。そのときDさんは、さもあきれたように「そんなこともできないのか。看護師だろ」と言ったのです。

普段はそれほど気の強いDさんでも、ひとたび強迫観念に苛まれると、大きな不安に襲われて平常心を失ってしまいます。本人の性格のせいではなく、精神疾患として仕方がないのですが、普段と発作時のギャップは、私を含めた周囲の人たちを混乱させました。

ネガティブな気持ちを抱えての看護

Dさんが入院する前、私は週に数回、Dさんの家を訪問していました。担当看護師としての責任感から、気難しいDさんの看護も、事業所にかかってくるDさんからの電話も、絶対に自分がうまく対応しようと必死になっていました。

今になって考えれば、このときの私は自分1人でDさんの問題を抱え込んでしまっていたのです。高圧的な態度や、頻度の多い電話に応対するたび、自分でも気がつかないうちにDさんに対するネガティブな感情が大きくなっていきました。もちろん、患者として丁寧に向き合うことは欠かさず、それまで同様にDさんの訪問にも出掛けましたが、気持ちが暗くなるのは避けられませんでした。そんな心境にあると、当然ながらDさんとのコミュニケーションは以前よりもぎくしゃくして、私の気持ちはさらに暗くなりました。完全な悪循環に陥ってしまったのです。

そんな私を見かねて、ほかの看護師たちがDさんからの電話対応を積極的に引き受けてくれることになりました。また、Dさんの訪問業務には、先輩スタッフである与那覇や佐藤も入ってくれるようになったのです。

与那覇は細やかな心遣いでDさんに寄り添い、生活全般の困りごとの良い相談相手になりました。毎日の食事の材料に何を買ったらいいのか悩んでいるDさんに栄養面からアドバイスをするなど、看護師としての専門的な視点からも思いやる与那覇に、Dさんは次第に心を開いていきました。なかでも驚いたのは、与那覇がDさんの爪切りをしていたことです。Dさんはお腹の調子が悪いときでも、私が触診のためお腹を触ろうとすると、とても嫌がりました。他人に体を触られることに嫌悪感をもつDさんが、いかに与那覇に信頼を置いているかが分かりました。

一方佐藤は、趣味の将棋の腕前を活かして、将棋好きのDさんの懐に飛び込みました。佐藤とDさんのやり取りを聞いて初めて知ったことは、実はDさんはアマチュアの段位をもっているほどの将棋好きだそうです。

与那覇と佐藤がサポートに入るようになってから、Dさんが体の不調を訴える頻度が格段に減り、私にも精神的な余裕が出てきました。与那覇と佐藤のおかげで、私は自分がそれまで見たことがなかったDさんの姿を知り、先輩看護師と情報を共有しながら、気持ちを新たにして、前向きにDさんの訪問看護に取り組めるようになりました。

1度勝手に退院したのをきっかけに、遠方の病院へ強制的に入院

与那覇、佐藤らの協力を得て、Dさんの訪問看護は以前よりもうまくいくようになりました。しかし、Dさんは家族に対しては相変わらず頻繁に連絡を入れており、家族の精神的な負担は限界に達していました。また、いくら気持ちが元気とはいえ、高齢のDさんには、1人暮らしを続けることが難しくなってきていました。階段で転倒するなど、それまで長年生活してきた家のなかでも、小さな不便が増えてきたのです。

そこで、家族や地域のケースワーカーが中心になって、Dさんの今後をどうするか話し合いが行われました。私は直接話し合いに参加はしていませんが、ケースワーカーを通じて意見が求められました。

提案された選択肢は2つありました。1つは、有料の老人ホームに入ることです。Dさんは経済的に余裕があったので、希望すればすぐにでも入所できる状態でした。もう1つの選択肢は、強迫性障がいを理由として、精神科病院へ入院することでした。

Dさんには「自分はまだ1人で暮らしていける。老人扱いされたくない」という気持ちがあったので、老人ホームへの入所は拒否しました。そこで、結果的に精神科病院への入院の方針が定まり、本人の意思に基づいて入退院ができる「任意入院」をすることになりました。

入院前には、家族、ケースワーカー、病院の間で綿密な摺り合わせが行われました。ところがいざ入院してみると、その日の夜にDさんは勝手に退院して、自分で家まで戻ってきてしまったのでした。

任意入院は本人の意思でいつでも退院できることが前提のため、本人が「退院したい」と言えば病院は拒否できません。

後日、家に帰ってきた理由を聞くと、Dさんは「看護師が話を聞いてくれないから」と答えました。私たちに電話で不安を訴えるようなつもりで病院の看護師に話をしても、多くの患者が入院している病棟の看護師には、Dさんの訴えにじっくりと耳を貸している余裕がないのです。

しかし、いくらDさんに「1人暮らしができる」という意思があっても、Dさんを支える家族は、今後の面倒を見るのは不可能と結論を出していました。「任意入院」がうまくいかなかったのなら、本人の意思だけでは退院できない「医療保護入院」にしたいという家族の強い意向があり、再び入院先の検討が行われました。その結果、Dさんにはまったく土地勘のない、遠方の山深い場所にある病院への入院が決まったのです。今回の病院は、たとえDさんが病院から抜け出せたとしても、自宅までの帰り方が分からず、退院を諦めるに違いないという、家族の予測のもとの決定でした。

予測どおり、Dさんは自分で退院することはありませんでした。入院1週間後に病院で亡くなってしまったのです。

Dさんの症状の本当の原因

Dさんが亡くなったあと、私たちスタッフはミーティングを開き、意見を出し合うことになりました

まず上がったのは、Dさんが急に亡くなったことへの驚きと「より良い対処があったのではないか」という声でした。

ただ、Dさんが体力的に1人暮らしが難しくなってきていたことは事実で、医療保護入院の

判断は正しかったという意見が大半を占めました。

将棋を通してDさんと深く交流していた佐藤は、「Dさんが1人でいるときに自分だけで楽しめる何かを見つけるお手伝いをしたかった」と言いました。訪問看護で患者をサポートするとはいっても、Dさんの1日のうちでは、実際に私たちとやりとりをしている時間よりも、Dさんが1人でいる時間のほうが圧倒的に長いのです。その時間にDさんが楽しめることや集中できることを探す手伝いをしておけたらよかったと悔やんでいました。

議論は「私たちに何ができたのか」に移っていきました。そこで出たのは「もっと予測して考えておくべきだった」という意見でした。「便通が悪い」「けがをした」など電話でDさんが言う大げさな表現の処置や確認のみに追われて、「なぜ何度も誇張したようなことを訴えてくるのか」までを考えることができていなかったのです。

確かに私も、夜昼を問わずかかってくるDさんの電話にどう対応するかで頭がいっぱいで、なぜこれだけ毎日不安を訴え続けるのか、その核心にあるものを想像する余裕がありませんでした。その結果、Dさんに対するネガティブな感情が大きくなり、平常心でDさんに向き合うのが難しいまでになってしまいました。

訪問看護には行っていなかったものの、事業所でDさんからの電話を受けたことのあるスタッフからは、「電話の最初と最後には必ず『すみません』という言葉が入る人。自分が周囲に迷惑を掛けているという意識は十分にあったと思う」という声も出ました。

こうした議論を経て今私が思うのは、Dさんがしきりに連絡を取ろうとしていた本当の理由は、深い孤独感を紛らわしたかったからではないかということです。Dさんが訴える些細な不安の内容にばかり気を取られていた私は、最後まで、Dさんの本当の目的に気づくことができませんでした。

もし今度Dさんのように頻繁に不安を訴える患者を訪問看護するときは、その不安の核心にあるものから目をそらさず、それに寄り添う気持ちをもつようにしたいと思います。そうすれば、Dさんから信頼を得た与那覇や佐藤のように、私も患者のこころの支えになれるかもしれません。どんなに気丈そうな人でも、いつ何があるか分かりません。患者にとって楽しい時間を少しでも多くつくれるよう、Dさんのことを忘れずに成長していこうと思います。

語り手看護師紹介：中野《なかの》弘二《こうじ》

かつて当事業所管理者の佐藤と同じ精神科病院で、看護助手・看護師として勤務していて、佐藤に誘われて入職した。口数がとても少なく非常に大人しいが、言われた仕事は黙々と着実にこなす。

【コラム】

強迫性障がいは他人を巻き込む力がある

強迫性障がいの症状は、本人だけでなく他人にまで影響を及ぼします。周囲に気を使う余裕などなく、自分の行為を押し通すので、周囲の人は大きな影響を受けて右往左往してしまいます。私もまさにその状態でした。

事業所はDさんからの電話が鳴りっぱなしで異様な雰囲気で、私はDさんからの訴えを1人で抱え込んで一杯いっぱいになっていました。これではダメだということで、ほかの看護師もDさんからの電話に積極的に出て、できるだけ話を聞いてくれるようになりました。初めは問題について報告するだけだった電話も、何度も受けているうちに、子どものときの話、バブルの頃に不動産屋で大儲けした話など、自分について詳しく話してくれるようになったそうです。

Dさんへの訪問看護のサポートを募ると、与那覇と佐藤が応じてくれました。看護スタッフとしてはベテランの2人が加わってくれたことでとても心強く思いました。2人がサポートに入ってからは、Dさんからの電話も少し減り、Dさんの不安が軽減したのを感じられて、とてもうれしかったのを覚えています。

・寂しさの悪循環

Dさんと電話で何度も話してみて分かったことは、彼は寂しいところがある人ということでした。Dさんは若い頃に事業を成功させた経験も影響しているのか、ワンマンで亭主関白、強い自信を抱いて生きてきた人でした。昔は家族で生活していたものの、子どもたちは独立し、10年前に奥さんを亡くして、自分1人が残されてしまったと感じたのでしょう。訪ねて来る人もいないし、趣味の将棋の相手をしてくれる人もいない。歳を重ねるにつれ、身体機能の低下は免れない。これらからくる不安や寂しさが、1日に数十回も電話を掛けたり、何度も救急車を呼んだりする行動につながっていたのではないかと思います。

私たちが訪問看護に入るようになったときには、問題行動が常習化して、「電話を掛けまくる人」「救急車を呼びまくる人」とみなされていました。「迷惑な人」として煙たがられると、その行動の底に孤独があるかもしれないということを、慮る人もいない状態になりがちです。

Dさんは、孤独が問題行動につながり、問題行動のせいでまたいっそう孤独になるという、悪循環のなかにいたのです。

Dさんは、周囲の人間に不安を訴えることで、孤独感を軽減させていたのだと推測されます。それがなかば強制的な入院によって断ち切られたとき、いっそう大きな不安を抱えることになったのではないかと、私は推測しています。

「病は気から」というように、ネガティブな感情によるストレスを抱えると、人間の体は免疫機能が低下しやすくなります。Dさんの死の原因をそれと断定することはできませんが、大きな落胆といっそう強まった孤独が体調悪化の一因ということはあり得ると思います。

・「病気を診て人を診ず」ではダメ

私はDさんの症状への対応に追われるあまり、症状を引き起こしている心に目を向けて不安を取り除こうとする段階まで到達できていませんでした。「病気を診て人を診ず」という言葉のように、病気だけを診て、患者の心を大切にしないのは、患者に対する良い向き合い方とはいえません。強迫性障がいの患者が訴える言葉や行動に対処するだけではなく、それらの言動の根幹にはどのような気持ちがあるのかを見極めてこそ、良い看護ができます。これは、私をはじめ、看護をなりわいとするすべての人にいえる、重要な課題です。

［ストーリー5］

心細い一人暮らし。大切な家族との別れで自立心が育まれる

――語り手看護師：与那覇由美子

一回り上の姉を亡くしてから激増した救急依頼

患者にはいろいろな特徴があります。それぞれのこだわりといってもいいかもしれません。特に統合失調症の患者にはこだわりが強い人が多く、同じことを繰り返さないと落ち着きません。それが食のこだわりなどのうちはいいのですが、ここで紹介するEさんは一部の人たちからはとても迷惑がられてしまいます。でも、そこには患者の止むに止まれぬ「事情」があるのです。

Eさんは60代の統合失調症の男性です。ご両親を早くに亡くし、一回り上のお姉さんと2人暮らしをしています。たっぷり太った大柄の体に似合わずとても繊細で大人しい人です。夜になると不安が強まり体の痛みや不調を訴えることが多くなり、週に何度も救急車を呼んでしまうのです。これは日本全国でトップクラスの「記録」だということで、地域の救急隊員のなかではEさんは有名人となってしまいました。救急隊からは、救急車を呼ぶたびにきつく叱られるのですが、Eさんの救急依頼が減る気配はありません。搬送されても持病の高血圧以外、体の悪いところはないので、すぐに帰されます。頻繁に搬送される近くの病院のなかには「出入り禁止」同然の扱いを受けているところもあります。

Eさんの救急依頼が増えたのはお姉さんをがんで亡くしてからでした。以前は自分で電話をすることもできないほど臆病な人で、何かあっても電話してくるのはいつもお姉さんでした。

「Eちゃんがね、こう言っているの」

電話口で決まってこんなふうに言うのがお姉さんの癖でした。有名大学を卒業したお姉さんは、一回り年下で少し知的能力の低いところもあるEさんのことがかわいくて仕方がない様子でした。

2本の缶ジュースを4人で飲む

お姉さんは若いときに乳がんを患ったほかに、Eさんと同じ統合失調症、さらに躁鬱症までありました。そのうえ足が悪く長時間歩くときは車椅子が必要でした。外出するときはその車椅子をEさんがうれしそうに押している姿をよく見かけました。

私とは事業所が始まったときからのお付き合いで、私はこの仕事を始めたときから、男性看護師の佐藤といっしょにこの姉弟の訪問看護に入っています。

お姉さんが元気な頃、この姉弟は本当に仲が良く、見ているだけでこちらがほのぼのとした気持ちになりました。

あるとき、Eさんが「最近、太ってきて困っている」というので、佐藤が川の土手でジョギングをしようと提案しました。私も車椅子に乗ったお姉さんといっしょに川まで出掛けていき、Eさんと佐藤がジョギングするのを見ていました。そのうちEさんが「疲れた」と言うのでいったん休憩をすることにしました。お姉さんはEさんに自動販売機でジュースを買ってくるように頼みました。Eさんはお姉さんの頼みなので、今「疲れた」と言ったばかりなのにジュースを買いに行きました。戻ってきたEさんはジュースの缶を2本だけ持っています。

「なんで4本買ってこないの！」

いつものようにお姉さんと自分の分だけを買ってきたEさんは、お姉さんに叱られてようやく私と佐藤がいたことに気づき、失敗したことを自覚してしょげかえっています。でもお姉さんの顔を見ると決して本気で叱責しているわけではなく、まるで小さな子どものいたずらを見つけた母親のような優しい笑顔を見せていたのです。私たちはその2本の缶ジュースを4人で分け合って飲みました。

お姉さんの乳がん再発でEさんに変化が

こんな穏やかな日々も長くは続きませんでした。

ある日、お姉さんが急に胸の苦しさを訴えるようになりました。私は近くの大学病院で検査してもらうようにアドバイスしました。検査の結果、肺にかなり水が溜まっていることが分かりました。そこで、入院して水を抜く手術をすることになったのです。手術自体は成功しましたが、精密検査の結果、乳がんが再発していることが分かったのです。がんは骨や体のあちこちに転移していて、今後の見通しは思わしくありませんでした。

それがEさんに伝えられたとき、どんな変化が起こるのか。私も佐藤もかなり心配していました。ところが予想もしていなかったような変化が起きたのです。最初こそショックを受けて落ち込んでいたEさんですが、Eさん自身の生活態度がびっくりするほどしっかりしてきたのです。

自分から電話をするのがあれだけ苦手だったのに、毎日事業所へ自分の生活の状況やお姉さんへのお見舞いに関しての報告の電話をくれるようになりました。毎日自転車をこいでは大学病院までお姉さんのお見舞いに行くようになりました。水が十分に飲めなくなったお姉さんが少しでも自分の口から水分を摂れるようにと、お見舞いに行くたびにイチゴなど、その時期の新鮮な果物を購入してはお姉さんに食べさせたりするようになったのです。

お姉さんはこの頃すでに自分の死期を悟っていたようです。自分がいなくなったあとのEさんのことを考えて心配している様子がありありと分かりました。Eさんにもそんなお姉さんの気持ちが届いているようで、お姉さんに心配をかけないように、1人でもしっかり生活できることを一生懸命示そうとしていたのです。

お姉さんの死で再び不安が

お姉さんが亡くなったあとも、少しの間、Eさんはお姉さんが入院しているときのような生活を続けていました。

お姉さんがいなくなったEさんは、それまでの2人用のアパートから単身用に引っ越さなくてはならなくなりましたし、一時離れていた生活保護を再び申請する手続きもしなくてはなりませんでした。自分だけではそうした手続きができないEさんですが、役所に行って説明を受ければ、なんとかできるのです。こうした「仕事」に忙殺されている間はEさんの救急依頼も影を潜めていました。

しかし単身用のアパートに引っ越して生活保護が受けられるようになり、落ち着いた日々が続くようになると、やはり例の不安が頭をもたげてくるのです。以前のように不安を慰めてくれたお姉さんはもういません。私たちのステーションにかかってくる電話の数も増えましたし、救急車を呼ぶ回数もうなぎ登りに増えていったのです。

現在、Eさんには週3回看護スタッフが訪問しています。佐藤は薬の管理を担当し、私は血圧測定など体調の管理を担当、もう1日は中野が入ってもっぱらEさんの話相手になっています。Eさんが頻繁に救急車を呼ぶ件は、市役所や消防署の担当者が集まる会議で話題になり、出席を要請された佐藤が「なんとかしてくれ」と言われることもあるようです。しかし私もほかのスタッフも、本音を言えばEさんに「救急車を呼ぶな」と言うつもりはありません。

語り手看護師紹介：与那覇由美子《よなはゆみこ》

働きながら看護師の資格を取り、ずっと精神科病院で勤務していた（外来・病棟）。ステーションの立ち上げから常勤職員として入職。自分の気持ちに素直で意見も言える、女性スタッフの姉御的存在。患者思いで、涙もろい。白黒のチワワのパンナコッタ（1歳）を飼っており、毎日会社に連れて来ている。パンナコッタはよく吠えるが、番犬として日給120円をもらっている。

【コラム】

頻繁な救急依頼も緊急電話も「回復の証」

このEさん姉弟は、会社創業のときからのお付き合いです。お姉さんがご存命の頃から2人そろって調子を崩してしまうことがあり、救急車を呼んだり、私たちのステーションの夜間緊急電話に連絡してきたりすることも多かったのです。

しかし、お姉さんががんの末期になるまでは、Eさんのために救急車を呼ぶのも、私たちに電話するのも、すべてお姉さんが行っていました。

それが今はすべてEさんが1人でやっています。お姉さんがいなくなってしまったから仕方なくという側面もありますが、以前のEさんなら、不安をすべて1人で抱え込んでしまって最後には体調を崩して入院につながっていてもおかしくありません。

救急車を呼ぶ回数が増えたとしても、「自分のことを自分でできるようになった」という意味で、私はEさんの行動を「回復の証」ととらえています。

・救急車を呼ぶなと言わないのが私たちのやり方

一般的には頻繁に救急車を呼ぶような行為は迷惑行為と考えられることが多いですが、このEさんのケースを読んでいただくとそうとばかりは言えないことがお分かりいただけると思います。

市役所や消防署からは、「なんとかしてEさんの救急依頼を止めさせてくれ」と言われますが、私はEさんに「救急車を呼ぶな」と言うつもりはありません。統合失調症という病気を患っているとはいえ、救急車を呼ぶのはEさんの権利です。それが消防署の業務を妨げるというのであれば消防署のほうでシステムを工夫すればいい。私はそう考えています。

［ストーリー6］

最後に会ったのは私。気づきにくい悪性症候群の落とし穴

――語り手看護師：与那覇由美子

無理にでも病院に連れて行けばよかった……

悪性症候群とは主に精神科で処方される抗精神病薬の副作用による症状のことで、手当てをしないと死に至る可能性のある怖い病気です。Fさんを思いだすと私は今でも後悔の念に苛まれます。

「どうしていっしょに病院に行かなかったのだろう」

「目がチカチカする、皮膚に赤い発疹が出ていると、あれだけ気にしていたのに」

生前のFさんに最後に会ったのは私です。その日、訪問看護のために部屋を訪ねるとFさんはぐったりしていました。

「体調、悪いの？」

私がそう声を掛けると、Fさんは畳んだ布団に寄りかかるようにして「熱があるみたいなの」と、気だるそうに答えます。体温を測ってみると38度9分ありました。さっそくFさんの主治医がいる病院に電話をすると運良く主治医に直接電話がつながりました。その電話で私はFさんの状態を詳しく報告し指示を仰ぎました。

いったんは私が車でFさんをすぐに病院に連れて行くことになったのですが、最終的にはもう少し様子をみることに落ち着いたのです。なぜそういう判断になったのか、詳しいことは覚えていません。でも結果を考えると、なぜここでFさんを病院に連れて行かなかったのかと考え、自分を責めてしまうのです。

翌日になってもFさんの熱は下がりませんでした。Fさんは自分1人で病院に行き主治医の診察を受けました。そこでは悪性症候群は疑われず、解熱剤を処方されたFさんは、そのまま帰されてしまったのです。

安置所で手を合わせる

その数日後、最寄りの警察署から訪問看護ステーションに電話がありました。Fさんが部屋で亡くなっているところを発見されたというのです。そのときは驚いて息が止まりそうでした。Fさんの遺体は警察署内の遺体安置所にあって今なら対面できるといいます。私は翌日、警察署に行き解剖を待っているFさんの遺体に手を合わせました。

「何もできなくてごめんなさい」

そのときは、まさかFさんが悪性症候群で亡くなったとは思ってもいませんでした。亡くなっているFさんを発見したのはお母さんでした。定期的にFさんの部屋を訪ねたり電話をしたりしていたお母さんは娘と急に連絡が取れなくなったことを心配し、大家さんに連絡、部屋の鍵を開けてもらったのでした。

Fさんのような孤独死の場合、警察は事件性がないことを確認するため周辺の捜査をしたり、必要があれば遺体の解剖をしたりします。このときは現場を捜査していた警察官がたまたま訪問看護計画書を見つけ私に連絡したのでした。

さらに私が驚くことになったのは、それから2週間ほど経った頃のことでした。Fさんが通院していた病院から連絡があったのです。

「警察からFさんの解剖結果の連絡がありました。死因は悪性症候群ということです」

まさかと思いました。私は精神科病院で働いていた経験があります。そのとき悪性症候群の患者を看護したことがありました。悪性症候群は恐ろしい病気ですが、適切な処置をすれば救うことができます。その悪性症候群でFさんが命を落としたとすれば、私はあの日、この病気の前兆を見落としたことになります。そう思うと申し訳なさで頭がいっぱいになりました。

子どもを産みたいという強い希望があった人

考えてみると私とFさんは奇妙な縁で結ばれていました。Fさんが11回も入退院を繰り返した精神科病院に私が勤務していたことがあったのです。美人でスタイルもいいFさんは、それだけでも病棟内で目立っていましたが、その言動から院内で有名でした。

薬を使えば症状が安定する人でしたが、子どもを産みたいという強い希望があり、「薬を飲んだら子どもが産めなくなる」そう頑なに信じていました。それはFさんの妄想のなかに出てくる教祖さまのお告げだったのかもしれません。私が訪問看護に行くようになってからFさんは、「私は教祖さまにお仕えするために生きているのよ」そう話してくれました。あるとき、Fさんの腕にはまるでボンレスハムのように太い紐がぐるぐる巻き付けられていましたが、それも教祖さまのお告げを守ってのことだと言っていました。

入院していた頃は服薬を拒否して錯乱状態になり、自分で服を脱ぎ捨て大暴れすることもありました。診察を嫌がり医師にドロップキックを食らわせるFさんを見たこともありました。そんなふうに大暴れしたときは保護室と呼ばれる個室に隔離され、手足を拘束されることもあったのです。

発病は10代の頃で入院歴を重ねる

Fさんが発病したのは10代の頃で、20歳のときにはすでに入院歴がありました。もともと裕福な家に生まれ、兄妹と父母の5人家族で暮らしていました。ところがFさんが中学生の頃、お父さんが蒸発し、家庭環境は一変しました。お母さんが働いてかろうじて家計を支える生活が始まりました。高校に入ったFさんは成績優秀で大学には奨学金をもらって進学することができました。新聞配達店に住み込みで働いていたという記録も残っています。

Fさんがずっと単身で生活していたのには兄がアルコール依存症でお母さんと同居していたという理由がありました。統合失調症を発症した娘と同居して面倒をみたいとお母さんも思っていたのでしょうが、子ども2人の面倒をみる余裕がなかったのです。そのためFさんはアパートで単身生活を送らざるを得ず、水道の水を出しっ放しにしたり奇声をあげたりして大家さんから注意を受けることがたび重なりました。時には我慢できなくなった大家さんが警察に通報することもあり、措置入院となることもありました。その繰り返しが11回に及ぶ入退院歴になったのでしょう。

孤独死の不安を訴えることも

最後の退院をして訪問看護を受けるようになってから、Fさんは以前とまったく別人のようになりました。病棟時代の荒れ狂うようなFさんを知っている私には信じられない思いでした。

この頃には、入院していた頃にあった子どもを産むことへのこだわりもまったくなくなりました。むしろ、訪問看護師のほかはお母さんしか訪れることのない自分の境遇について語ることが多くなりました。

「1人でこの部屋で死んでしまうのかしら」と私に孤独死の不安を訴えることもありました。

しかし、その一方Fさんは日々の生活に喜びを見いだしているようにも見えました。ヨーグルトを発酵させて増やしたり、タマネギを干した独特の食材を考案したりと、食へのこだわりは強く、毎食欠かさず食べている発芽玄米を、「与那覇さんも発芽玄米にしたら？」と勧めてくださることもあったのです。買い物ももちろん自分で行きます。家事でちょっと苦手なのは掃除と片付けでしたが、それで部屋がゴミ屋敷になるほどではありません。

いちばん驚いたのはあれだけ嫌がっていた薬を受け付けるようになったことです。病院に欠かさず通うようになり1カ月に一度「デポ剤」と呼ばれる抗精神病薬の注射をしてもらうようになったのです。

このように退院後はFさんなりの穏やかな日常がようやくできてきたと感じていただけに、急に亡くなってしまったことが残念でなりません。しかも原因が悪性症候群という精神科特有の病気だっただけに、繰り返しになりますが、前兆に気づいてあげられなかったのが悔やまれます。

語り手看護師紹介：与那覇由美子

【コラム】

一般にはあまり知られていない「悪性症候群」

悪性症候群は、精神疾患、特に統合失調症の患者に処方される抗精神病薬（メジャートランキライザーなど）を服用したことによって起こる一種の副作用だと考えられています。

初期症状は風邪や肺炎に似ていて、発熱や血圧の乱高下、よだれが出る、震えが止まらないなど多彩な症状が出ます。そのため初期の段階で悪性症候群を疑うのは精神科の医師でもなかなか難しいのです。精神科以外の医師だとまず疑うことはない病気です。私も精神科の看護師を始めてから5人ぐらいしか見たことがありません。訪問看護を始めてからはFさんのケースだけです。

悪性症候群が疑われた場合には、まず抗精神病薬を飲むのを止め、筋弛緩剤の一種であるダントリウムなどの薬を1～2日間点滴します。適切な処置が行われれば回復しますが、手当てが遅れると亡くなることもあります。Fさんのケースでは医師も診察していますが、解熱剤を処方していることからみて悪性症候群を疑ってはいなかったのでしょう（悪性症候群による発熱には解熱剤が効かないことが分かっています）。

私は自分が最後にＦさんに会ったにもかかわらず、悪性症候群を疑えなかったことを後悔しています。Ｆさんのご冥福をお祈りするとともに、これからもスタッフ全員で悪性症候群の勉強を続けていきたいと考えています。

［ストーリー7］

薬への不安に寄り添う。日々の見守りで減薬に成功

――語り手看護師：稲岡　勲

恐怖との闘いから、包丁を持ってコンビニエンスストアで暴れ、措置入院に

Gさんは高校生のとき、同級生にけがをさせてしまったことがきっかけで中退。その後、建築関係の会社に就職しましたが1年で辞めてしまいました。そこから引きこもりがちの生活が始まります。友人はもちろんいません。数カ月ごとにアルバイトをしようとするのですが、いずれも1カ月もたずに退職。それを何度も繰り返していました。

30歳になった頃、徐々に幻覚が見え始め妄想も出てきたため、心配したお母さんに連れられて近所の精神科クリニックを受診しました。診断は統合失調症でした。しかしGさんに自分が病気だという意識はありません。そのためすぐに通院は中断しました。

そんなGさんに代わってお母さんが精神科クリニックを受診、薬を処方してもらっていました。お母さんはGさんに内緒で食事に混ぜ、10年近くこっそり服用させていたのです。

しかし、病状は安定せず、Gさんはお母さんに暴力を振るったり、お母さんのお金をギャンブルに使ったりすることもありました。とうとうお母さんは、そんなGさんに耐えられなくなり、すでに家庭をもって遠くに住んでいた長女に相談し、こっそり有料老人ホームへ入所してしまったのです。

すでにお父さんは数年前に病気で亡くなっていたため、自宅でGさんの単身生活が始まりました。お父さんが残したお金があったので、経済的にはなんとか生活できたGさんですが、それまでお母さんがこっそり飲ませていた薬は中断することになり、病状は悪化していきました。ほどなくしてお姉さんのところに「盗聴されている」「狙われている」とGさんから電話が入るようになりました。Gさんは、その幻覚と妄想から逃げるように他県へ雲隠れ。数日後再び帰ってきましたが、その日に包丁を手にしてコンビニエンスストアに入って暴れ、逮捕されてしまいました。そのとき、Gさんは幻覚妄想状態のままでした。鑑定の結果、精神科病院に措置入院となってしまったのです。Gさんにとっては初めての精神科病院への入院でした。

Gさんは最近になってこのときのことを振り返り、こう述懐しています。

「薬を飲んでいて体が思うように動かなくなったし、右側の脳みそが動かない感じとかしんどいです。でも入院した頃の怖さは2度と経験したくないです。あのときは本当に誰かに殺されるかと思って、警察に捕まえてもらうために包丁を持ってコンビニに入ったんです」

退院カンファレンスでの第一印象は「強面」の人

訪問看護師として初めてGさんに会ったのは、Gさんが入院してから7カ月後の退院カンファレンスでした。まず病院の主治医やスタッフ、Gさんのお姉さん、管轄の保健師、それに私で、退院後のGさんの生活をどうケアしていくか協議しました。

「単身生活では服薬の管理にリスクがあるため精神科訪問看護をつけたい」

それが精神科訪問看護ステーションをこの場に呼んだ病院側の意図でした。さらに、遠方に住んでいて自身の家庭もあるため弟の面倒をみるのはとても困難だというお姉さん夫婦の希望があったことも説明されました。

その後、Gさんが呼ばれて初めて顔を合わせました。Gさんは目つきが鋭く強面で角刈り頭。筋肉質のがっしりした大きな体格をしていて、長い間、精神科の患者と接してきた私でも一瞬身構えてしまうような感じの人でした。

主治医は「退院したら訪問看護の方に入ってもらえることになったのでよく相談してくださいい」とGさんに言いました。Gさんはゆっくりと視線をこちらに向けて、私をじっと見ながら「よろしくお願いします」と、とてもハスキーな声でゆっくり言いました。私は「訪問看護って言われてもよく分からないと思いますが、何でも屋みたいな感じなので、気軽に相談してくださいい」と伝えました。

この日の退院カンファレンスでは、退院の日時を決め、退院当日、私がGさんの自宅を訪問する約束をしました。

退院当日、真っ暗な部屋で今後の生活を相談

約束どおり退院当日のお昼過ぎにGさんのアパートを訪問すると、大きな荷物を抱えたGさんとお姉さんがちょうど到着したところでした。

「退院おめでとうございます」

声を掛けるとGさんは無理矢理つくったような硬い笑顔を返します。

室内は退院前のままの状態でした。誰かに監視されているという妄想に苦しめられたGさんは、あらゆる窓を完全に覆っており、昼間なのに真っ暗でした。とりあえず電気をつけ、布団が敷いたままになっている居間で今後の生活について相談しました。

まず話題に上ったのは通院のことでした。詳しく話を聞くと通院日のほかに病院のデイケアに週の半分通う約束になっていることが分かりました。また、その病院では病棟と外来で主治医が変わるので、今後はGさんがまだ会ったことのない先生が主治医になります。Gさんはそこに不安を感じているようでした。

今後の通院医療、デイケア、訪問看護は自立支援医療制度を使うことになるため市役所で手

続きが必要です。しかし、次の日から仕事があるお姉さんは、その日のうちに自宅へ帰宅しなければならず、手続きに同行できません。Gさんはこれまで市役所での手続きをしたことがなく1人では不安だというので、翌日、私がGさんに同行し、市役所で手続きをすることにしました。

Gさんの右手は薬の副作用で激しく震えています。居間で話をしている間ずっと自分の近くに置いてあったリュックサックと右手がこすれ、ガサガサッ、ガサガサッと音が響きます。

私が「しんどくないですか？」と尋ねると、「手の震えは意識すれば止められるんですけれど……」とゆっくりとした口調で話しながら、震えを自分で止め「それよりも舌が震えてうまく話せないんです」と言います。確かにこちらから見ても口の中で舌が勝手に動いているようです。頬が不自然に揺れているのが分かります。

さらに話を聞いてみると、すでに手元の生活費が10万円を割っていることが分かりました。これまでもろもろの費用はお母さんやお姉さん夫婦が支払ってくれていたのでしょう。現段階でGさんが就労するのはとても不可能に思われたので、自立支援医療の申請と併せて翌日は生活保護の申請も行うことにしました。

遠方に住むお姉さんに安心してもらうため、今後しばらくは私がGさんのところに可能な限り頻繁に通うと説明しました。そして必要に応じてGさんに付き添うことを伝えるとお姉さんもGさんも、ほっとしたようでした。

Aセット定食で退院と手続き完了を祝う

翌日、朝一番で訪問するとGさんはすでに着替えをして待っていてくれました。朝ご飯には、昨日お姉さんが買っておいてくれたお弁当を食べたようです。印鑑や身分証明書を持って、さっそく市役所に向かいました。

「稲岡さんっておいくつですか?」

歩きながらGさんが私に尋ねてきました。患者が訪問看護師に質問するときは、これまでの経験上、少し気を許したり興味をもったりしている場合が多いので、内心「やった!」と思いました。

「何歳か当ててみてください」

私がそう言うと、Gさんはニヤッと笑みを浮かべながら私のほうを見てこう言いました。

「47歳ぐらい……」

私はこのとき36歳でした。

「Gさんひどい……僕はまだ30代だよ。Gさんより10歳ぐらい年下です……」

私がそう答えると、Gさんは「え!?」と驚き、苦笑いをしながらこう言いました。

「そうなんですか？　貫禄があるから年上だと思っていました」

私がGさんに対して「ちょっと怖い人」という第一印象をもったように、Gさんも私に対して「自分より年上」という印象をもったことを、そのとき初めて知ることができました。

それをきっかけに話が弾み、市役所では「実は釣りが好き」というGさんと釣りの話をしながら手続きの順番を待ちました。全部の手続きを終えるのには、午前中いっぱいかかりました。

「たくさん複雑な書類を書いて大変だったね」

私がこう言うと、Gさんは「はい。でも何を書いているのか全然分かりませんでした」と言いながら笑顔を見せてくれました。お昼になったので、いっしょに市役所の食堂に行き、退院祝いと手続き完了祝いを兼ねて500円ほどのAセット定食を食べました。

薬に対する疑問を口にするGさん

自立支援医療は申請当日に受理され、その後、生活保護も受理されてGさんはお金の心配をしなくてもいい状態で新生活がスタートできました。生活の基盤が整ったGさんは、病院と約束したとおり片道1時間かけて週3回デイケアに通いました。退院後は、私が準備した服薬カレンダーを使って、嫌がる様子も見せずに病院で処方された薬を飲んでいましたが、よく私に「何の薬を飲んでいるのか分からない」「いつまで飲めばいいですか？」「手が震える」「食べ物の味がしない」「舌が震えてうまく話せない」「筋肉注射はいつまで？」と、薬に対する疑問を訴えることがありました。

私はそんなGさんに対して、薬に関しては看護師という立場上「主治医の先生によく相談してみて」としか答えることができず、歯がゆい思いを感じていました。

そんなある日の夕方のことです。訪問すると、デイケアから帰宅していたGさんは電気も点けずに真っ暗の部屋の中で体を震わせながら布団の上に座っていました。明らかに今までより疲れているように見えました。私が声を掛けるとGさんはゆっくりと私のほうへ視線を向けて、か細い声で訴えました。

「なんだか……すごく疲れて」

「舌が震えて……話せない」

退院後1人暮らしのGさんが、ただ生活していくだけでも大変なことは想像に難くありません。それに加えて通院やデイケアのプログラムに参加するなど、そのときのGさんは頑張り過ぎているように見えました。そこで私は、今日はもう寝床に入ってたくさん眠ること、次の日のデイケアも無理をせず、しんどかったら連絡を入れてお休みするよう話しました。

薬の影響で悪性症候群も疑われる事態に

翌日の朝早く、Gさんから私に電話がありました。Gさんは、モゴモゴとしたはっきり聞き取れない小さな声で「しゃべれない」「動けない」と訴えます。すぐに訪問するので待っているように伝えて部屋に行くと、Gさんはパジャマ姿で布団の中にいました。私の声を聞いて、ゆっくりと起き上がったGさんは多量の脂汗をかいています。昨日より明らかにひどい状態でした。右手の激しい震えや舌の震えに加え、よだれまで流しています。服薬カレンダーをチェックしましたが間違った飲み方をしたり薬を多く飲んでしまったりしている疑いはありません。そのときのGさんの状態からは悪性症候群も疑われました。

「車でいっしょに病院に行こう」

私がそう言うと、Gさんは小さく頷きました。車内で私が「Gさんはしゃべれないと思うから、僕が先生と話すけどいい?」と聞くと、助手席に座っているGさんはゆっくりとこちらを見て何度か小さく頷いたのです。

病院では私もいっしょに診察室へ入り、Gさんが退院以来通院している外来の主治医と初めて顔を合わせました。そして通院日ではないこの日に受診した理由を含め、退院してからこれまでのGさんに関しての経過を私なりに主治医に伝えたのです。Gさんは話している私を見ながら私の横で黙って座っていました。血液検査をしてもらうと幸い悪性症候群ではないことが判明しました。そのうえで、薬については薬の量を少し減らすとともに副作用止めの薬が増量されました。

主治医の診察が終わったあと、デイケアにも行き担当スタッフと話をしました。そしてGさんの状態が安定するまで無理をさせずにお休みさせてもらうことになりました。帰りの車の中でも、自宅に着いてからも、Gさんはしゃべることができませんでした。でも、その表情からは明らかに不安が薄らいだ様子がみてとれました。

私は、この日処方された副作用止めの説明をしながらGさんに服用してもらったうえで、

「今日はSOSの電話をしてくれてありがとう」

と伝えました。また、Gさんのことが心配なのでしばらくは毎日訪問すること、今後も何かあったら我慢しないでいつでも今日のように電話してもらえるようGさんに話しました。この日は動けないGさんの代わりに近くのスーパーマーケットでお弁当を購入し、食べられるよう

であれば食べるよう伝えたうえで可能な限り横になって眠るよう話をしました。Gさんは私を見ながら小さく頷いたあと、布団に入ったのです。

Gさんが作ってくれたラーメンの味は忘れない

翌日訪問すると、前の日の脂汗やよだれはなくなっていました。まだ右手や舌の震えは残っていました。Gさんはしゃべりにくそうにしながらも「……助かりました」と言ったのです。薬の処方が変更され、日々の活動を無理のない範囲に抑えるようになってから、徐々にGさんはしゃべることもできるようになりました。右手の震えもおさまってきましたし、舌の震えもなくなりました。

「少し味が分かるようになってきました」

味覚も少し改善したようで、自分で炊いた熱いご飯の上にイカの塩辛などをのせておいしそうに食べている様子も見られるようになりました。ある日のこと、Gさんは台所に立って味噌ラーメンを煮ていました。うれしそうな表情で鍋に卵を落とすGさんに私が「いい匂いだね！」と声を掛けるとGさんは、「これがいちばんうまいんです！」そう言いながらにっこりとすてきな笑顔を見せてくれます。私も思わずつられて笑顔になりました。それを見たGさんは、「あ！　稲岡さんも食べますか？」そう言ってもう1つ丼を取ると鍋から私に分けてくれたのです。もっといい言葉が見つからないのが悔しいですが、このときGさんが作ってくれたラーメンはうれしさも重なって最高においしかったのです。

その後、Gさんは服薬と注射を続けながら再びデイケアにも通い始めています。

「川を見にいこうと思って近くまで来たから寄ってみました」

そう言ってGさんは自転車に乗ってちょくちょく事業所へ遊びに来てくれるようにもなりました。

お互いの長い人生のなかでこの先、さまざまなことが起こるでしょう。でも私はGさんとの出会いに感謝しながらこれからもGさんにとって「なんとなく側にいる人」でありたいと思っています。

語り手看護師紹介：稲岡《いなおか》　勲《いさお》

精神科訪問看護ステーション「ゆっくり」代表。同ステーションの管理者・佐藤俊介とは秋田県内の同じ高校で野球部にいた仲間。看護短期大学を卒業後、秋田県の精神科病院に勤務となる。さらに東京の精神科病院勤務を経て、2004年に先輩医師の精神科クリニック開設に携わる。その後2012年「ゆっくり」を開所した。精神科病院勤務時代の自分が、患者の管理を最優先にしていたことを大いに反省している。

「孤立させない、孤独にさせない」がモットー。

がっちりした体躯にスキンヘッドという外見から、患者といわず、その家族といわず、初対面では一歩も二歩も引かれる。総合格闘技ジムに通っている。

【コラム】

薬が多過ぎると感じるケースもある

精神科訪問看護の仕事をする際に必ずぶつかるのは、薬を飲んでくれない患者にどう向き合うかという問題です。

精神科訪問看護ステーションを立ち上げたばかりの私が、Gさんから教えられたことは少なくありませんが、善かれと思って処方されている薬が逆に患者を苦しませる場合もあるということも、その一つでした。

精神科病院から退院し地域で生活している患者のほぼ100％に向精神薬が処方されています。そのほかにもさまざまな薬が処方されており、患者によっては、大きめのお猪口2杯分ぐらいの量を1回に飲まなくてはならない場合もあります。私たち看護師は立場上口にできませんが、心のなかで「多過ぎるよね」と思うことはよくあります。

ですから診察の際、主治医に「薬は飲んでいます」と話していても、実際には薬を飲んでいない患者や自分で薬を減らしている患者は少なくありません。なぜそうするのかと聞くと、GさんGが語ったように薬を飲むことによって自身にさまざま問題が生じるからだといいます。G

さんのケースでは、私の目から見ても、明らかに薬が関係している不調だと思えたので直接、主治医に診察を受け、処方を変えてもらうことで、その後の順調な回復につなげることができました。

・安心感は薬では生み出せない

Gさんのような統合失調症の患者にいちばん大切なものは安心感ではないかと私は思っています。そして、安心感や身の安全が保障されているという感覚は薬では生み出せないだろうと思います。小さな子どもが親を通して安心感を育んでいくのと同じように、人は人によって安心感を育んでいくものでしょう。

統合失調症の患者の多くは、残念ながら誤解されやすく疎外されやすい面をもっています。過敏で繊細な患者の多くは、誰にも相談できずに切迫した事態に陥りやすいように思います。Gさんのように訪問を始めたばかりの看護師に、電話でSOSを伝えてくる患者は、そうはいません。

私たちができることは、何でも屋さんのように振る舞いながら、患者との間にコツコツゆっくりと良好な関係を育んでいけるように努力をしていくことだと思っています。回り道のようでも、それがいちばん重要だと思うのです。時間をかけてそういう関係をしっかりと育んでいくことができたならば、患者が大きく崩れてしまうようなことは少ないと感じています。

［ストーリー8］

40年断絶していた母子の40年間の溝を埋める。家族の懸け橋となって

――語り手看護師：森　ひろ子

暴言・暴力による恐怖の記憶

現在70代前半のHさんは、精神科病院に40年間入院していました。統合失調症を患い、自分の思いどおりにならないことがあると暴力的になったり大声を出したりと、気持ちのコントロールが難しくなってしまうため、いっしょに暮らす家族がおびえ、手に負えなくなったということで、20代前半で入院しました。

Hさんは普段は気性が穏やかで、入院中もほとんど問題行動がなく過ごしていたので、Hさんの家族は担当医師から何度か退院を勧められていたそうです。しかし、家族は入院する前のHさんの暴言や暴力にトラウマがあり、引き取りを躊躇したため、退院を何度も先送りにしていました。しかしご両親も高齢になり、両親が亡くなったあとのHさんの生活を考え、ようやく決心して退院が決まりました。

「病院から何度か『退院させてはどうか』と勧められたこともあったんだけれど、どうにも私に自信がなくてね」

お母さんは私にそう語り、息子の退院を受け入れられず、40年もの長い間息子を入院させてしまった自分を責めていました。

Hさんが統合失調症を発症したのは高校生のときでした。40年以上経った今でも、Hさんの機嫌が悪くなると、お母さんの頭のなかには入院前のHさんの言動が鮮明に甦るようです。

Hさんは若い頃はとても男前で、モデルなどの芸能活動をしていたそうです。そんななか、ある芸能人の追っ掛けを始め、チケットやCD、ファッショナブルな衣類を買うなど、熱を上げていきました。自分のお金でファン活動をするのは珍しいことではありませんが、Hさんは歯止めが利かず、どんどんエスカレートしてお母さんのお金を使い、好き放題にものを購入するようになりました。さらに、チケットの手配やCDの予約など、面倒な手続きもお母さんにさせるようになったのです。

お母さんは息子の言いなりになることに抵抗を感じて、息子を怒らせないようになんとかごまかそうとしました。しかしそのうち、お母さんが自分の希望どおりに動かないと、Hさんは暴言を吐くようになりました。この頃にはもう、統合失調症の兆候が見られ始めていたのです。

「あのチケットが、どうしてとれないんだ！」

「あのCDが買えないわけがないだろう！」

一度怒りに火がつくと、Hさんの暴言は止まらず、存在や人格を否定するようなひどい言葉を投げつけます。そのうち「俺をバカにしている」という妄想が混じるようになり、床を叩いて大きな音を出したり、ガラスを割ったり、ＢＢ弾というプラスチックの弾を発射するモデルガンを家族に向けたりするなど、家族に対しても暴力をちらつかせ、威嚇するようになりました。

どんどんエスカレートするＨさんの暴言・暴力に耐えられなくなって、家族は精神科病院に助けを求めました。そしてＨさんは20代前半の若さで入院することになったのです。

Ｈさんは入院先の病院ではとてもおとなしく、問題行動もなかったため、入院中のほとんどの期間を開放病棟で過ごしていました。素行が落ち着いていて模範的なことから、外泊を許可されて自宅に戻ることも何度もありました。

お母さんは頻繁に病院へ面会に行ってはいたのですが、外泊のお迎えには行くことができず、お父さんに頼んでいました。病院のスタッフが同席しているなかで行われる面会とは異なり、迎えのタクシーの中では息子と2人きりになってしまう。そう考えると、かつて息子から受けた暴言や暴力が甦り、恐怖で動けなくなるのです。

病院からたびたびＨさんの退院を提案されたときも同じでした。再び一つ屋根の下で暮らすと思うと、お母さんはどうしても首を縦に振ることができませんでした。

精神科訪問看護、地域支援センターが全力で応援

Hさんが40年ぶりに退院するにあたっては、まずお母さんの不安を取り除くことがとても重要でした。そのため、退院する際に必要なさまざまなサポートやサービスをコーディネートする地域支援センターから、私の事業所が精神科訪問看護を依頼されたのです。

退院当日、Hさんの自宅には地域支援センターや、私が勤める訪問看護ステーションのスタッフなど総勢10人以上が集まりました。Hさんは「こんなにたくさんの人たちが自分の退院を祝いに来てくれた」と感じたようで、とてもうれしそうにしていました。私たちもご家族、特にお母さんのためにその場を盛り上げようとしました。「これだけ多くの人がHさんの退院に関わっている。万が一Hさんが問題を起こしても、頼れる人はたくさんいる」ということを伝え、お母さんを勇気づけたかったのです。

しかし不運なことに、Hさんが退院して約半年後、お父さんが亡くなりました。お母さんが恐れていた、Hさんと2人きりの生活は、予想以上に早く来てしまったのです。

私たち看護師の間では、経験上「精神科病院を退院した患者は3カ月目と6カ月目くらいに調子を崩しやすい」傾向があると分かっています。Hさんのお父さんが亡くなったのは、Hさ

んが退院して6カ月ほどあとのことで、タイミングは最悪でした。心配どおりHさんはお父さんの死の直後に体調を崩し、心因性の発熱と排尿困難が続きました。

体調を崩したHさんを見守るため、私たちの事業所も含めさまざまな機関のスタッフが毎日、Hさんの自宅を訪れました。病院とも連携し、いつでも再入院できる態勢を整えながら自宅で過ごすHさんを見守りました。

Hさんの体調不良はしばらく続きましたが、多くの人たちのサポートを受けながら、徐々に回復していきました。

家族に寄り添う精神科訪問看護の仕事

その後、Hさんは内臓疾患を患って、入院しました。幸いなことに内臓疾患自体の経過は良く、すぐに退院できました。ところが、退院して自宅に戻ったHさんは、驚くほど無口になっていたのです。

それまでのHさんは、機嫌のいいときはとても話好きでした。私とお母さんが話していると、そこに割り込んでくるほどだったのです。しかし、内臓疾患が治ったあとのHさんは、日中もずっとソファーの上に寝転んで黙っています。目はしっかりと開いており、睡眠を取っているわけではないのですが、こちらが声を掛けても返事はありません。お母さんはとても心配していました。

しかし、しばらくすると、Hさんは少しずつ元気になってきました。以前ほどではありませんが、機嫌が良いと口を開いてくれるようになり、お母さんも私もほっとしました。

しかし、一方でお母さんには、また別の心配が出てきます。

「元気になって、あれを買ってこい、これを買ってこいと言うようになったらどうしよう」

お母さんの心配事を、私は黙って聞くことにしています。Hさんの体調が悪いときも元気になっても、どちらの状況でも心配事を抱えてしまうお母さんの気持ちを少しでも軽くすることも、訪問看護師としての重要な役割であると思っています。

押しつけず、さりげなく促す

内臓疾患での入院後、口数が激減したHさんに対していちばん困ったのは、入浴の介助に来るヘルパーでした。

精神疾患をもつ患者の多くは、他者が自分の体に触れることを極端に嫌がります。Hさんは、内臓疾患を患う前は自分で最低週に2回は自由に入浴していました。しかし内臓疾患を患ったあとは気力に欠け、Hさんは自分で入浴をしなくなってしまったため、入浴のヘルパーが導入されるようになりました。しかしHさんはヘルパーに促されても、「風呂には入らない」と断固拒否してしまいます。ずっと入浴をしてくれないHさんのことを私は事業所の男性看護師に相談しました。すると、「僕が一緒にお風呂に入ろうか？」と月に一回程度、裸になってHさんといっしょに入浴するようになりました。

その男性看護師となら入浴するが、ヘルパーさんの入浴介助は断る。Hさんは何を根拠にこの判断をしているのか、考えてみたことがあります。

その男性看護師は「別にお風呂なんか無理に入らなくてもいいんだよ」というスタンスでHさんに接しています。もしかすると、要求を押しつけすぎず、患者と一緒に自分も行うというスタンスが、Hさんの抵抗を和らげているのかもしれません。

同じように工夫をしているのが、飲み薬の管理です。精神科訪問看護で大切な仕事の一つで、服薬カレンダーを目立つところに貼り、飲んだら書き入れてもらうというのが基本的なやり方です。しかし、薬をきちんと決まりどおりに飲んでくれる患者ばかりではありません。実際に、Hさんもそうでした。

薬を飲まない患者に対し「薬は飲まなきゃダメでしょ」と責めるように叱るのは、服薬に対する嫌なイメージを強めることにもつながり、逆効果になります。大切にしたいのは薬を飲まなかったのを咎めるのではなく、飲んだときに褒めることです。

このように、看護師としての自分の業務を患者に強制するのではなく、患者の主体性を重んじながら、寄り添っていくことが大切です。

髪のカットで芽生えた信頼関係

精神科病院から退院したばかりのHさんは、通院時以外はまったく外出をしませんでした。お母さんによれば、若いときはおしゃれだったということですが、今では年のせいもあってか、身なりにもまったく気を使わなくなっています。髪の毛も伸び放題にして、胸に届きそうになる頃に自分で切る程度にしか、身なりに気を使いません。

どうやら近所の人はもちろん、通院する病院で会う人たちにも、自分だと気づかれないようにしているようでした。あるとき、通院先で知人に会ったことをきっかけに「誰にも気づかれたくない」と強く思い、伸ばした髪に目深な帽子という出で立ちを好むようになりました。

なんとかもう少し身なりも整えてほしい。私はそう思いましたが、「身なりもきちんとしなくちゃ」とか「髪も短くしましょう」とか、押しつけるような言い方は逆効果です。そこでH

さんの髪が長くなってきたあるとき、私はこう言ってみました。

「私が切るからお家で髪をカットしてみない？」

お母さんには事前に相談し、了承をもらっていました。Hさんは意外にも私の提案を素直に受け入れ、髪が切りやすいように椅子に座ってくれました。私は人の髪を切ったことはありませんでしたが、事前に用意したカットばさみや櫛を使って、できるだけすてきな髪型になるように、一生懸命髪を整えました。髪を切り終えたあとのHさんは、心なしか晴れ晴れとした顔をしているように見えました。

それ以来、Hさんのヘアカットは、私が担当させてもらえることになりました。今では、Hさんの髪は常に襟足あたりできちんとそろっており、身なりもこざっぱりとしています。お母さんも、息子が身なりを整えて、清潔な姿で生活を送っているのがうれしいようです。私は、Hさんの髪のカット係となって以来、信頼関係が一歩深まった気がしています。

ようやく訪れた平穏な日々

今ではほとんどなくなりましたが、Hさんはたまに私やほかのスタッフに怒鳴り、自室へ戻ってしまうことがあります。しかし、心根が優しいため、私たちが帰るときには必ず自分の部屋から出てきて、話し掛けてくれます。それはHさん流の親愛の表現方法で、「ごめんなさい。言い過ぎた」という謝罪の気持ちの表れでもあるのかもしれません。

いつの頃からか、Hさんは、年の暮れに年金をもらうと、そこから「はいお年玉」といって私に1万円をくれるようになりました。Hさんはいつも現金を入れた財布をズボンのお尻ポケットに突っ込み、寝ているときも離さないほど、お金を大切にしているにもかかわらずです。

通常は、訪問看護先の患者から金品をもらうのは「御法度」です。しかしここで「もらえません」と言えば、Hさんの気持ちを踏みにじってしまうことにもなります。そこで私はお正月明けの最初の訪問看護の日に、同じ額のお年玉をHさんに渡すことにしました。Hさんは、私からお年玉をもらって素直に喜んでくれます。そんな笑顔のHさんをお母さんも笑顔で見守っています。

振り返ってみると私がHさんを担当するようになって7年以上が経ちました。Hさんとお母さんの生活が、ここまで落ち着いてくるには、これだけの時間が必要でした。その間にお母さんは90歳を超えています。Hさんが入院していた40年の月日は取り戻せませんが、ようやく訪れたこの平穏な日々が1日でも長く続いてくれるようにと私たち訪問看護スタッフは願っています。

語り手看護師紹介：森《もり》 ひろ子

長く精神科デイケアで患者と関わってきた。病棟に勤務した経験もある。当事業所の立ち上げから常勤職員として入職し、60歳で定年を迎えたあとも嘱託職員として勤務している。会社のお母さん的存在で、よく会社でみんなにシチューなどを作ってくれる。車の運転ができないため、暑い日も雨の日も雪の日も自転車で訪問に回る強い根性をもっている。口下手だが、そのぶん行動で示すタイプで、苦手なハイテク機器にも頑張って慣れようと努力している。甘いもの、マンガ、小説、花が好き。

【コラム】

日本は精神科病院大国

２０２１（令和３）年３月の時点で日本には、１０５５の精神科だけの病院があります（厚生労働省医療施設動態調査）。日本の人口は２０２１（令和３）年６月１日現在１億２５４７万人で、人口１０００人当たりの精神科のベッド数は２・５床を超えています。また、２０１５年の調査では、平均入院（在院）日数は２７４・７日を超えています。

こうした日本の精神医療の現状について厚生労働省は「最近の精神保健医療福祉施策の動向について」という資料のなかで「国際的には日本の病床数は非常に多く」「平均在院日数は非常に長い」としています。厚生労働省が行った、人口千人当たりの病床数（２０１２年）と平均入院（在院）日数（２０１４年）の諸外国との比較は上記のようになっています。

人口千人当たりの病床数と平均入院（在院）日数

国名	2012年病床数（床／千人）	2014年平均入院（在院）日数
日本	2.7床	285日
ベルギー	1.7床	10.1日
フランス	0.9床	5.8日
ドイツ	1.3床	24.2日
イタリア	0.1床	13.9日
韓国	0.9床	124.9日
スイス	0.9床	29.4日
イギリス	0.5床	42.3日

厚生労働省　第１回精神保健福祉士の養成の在り方等に関する検討会　2018年12月18日 資料２「最近の精神保健医療福祉施策の動向について」より作表

このように日本は人口当たりの病床数や入院（在院）日数が世界的に見ても多いことが分かります。

厚生労働省はこうした状況を国際的な水準に引き下げるため２００４年９月に「精神保健医療福祉の改革ビジョン」を打ち出しました。以来、「入院医療中心から地域生活中心へ」を基本方針に、その具体策として進められてきたのが精神障がい者地域移行・地域定着支援事業でした。２００６年に創設されたこの事業によって精神科病院の入院患者、特に長期入院患者の退院を促す流れがつくられたのです。Ｈさんの40年ぶりの退院も、この流れを受けたものでした。

１９９９年に34・１万人だった入院患者は２００８年に33・３万人とやや減少したものの、その後も大きな変化はなく、この事業が開始されて10年経った２０１４年で31・３万人にとどまっています（厚生労働省「患者調査」より）。病院数については１９９９年が１０６０だったのに対して２０１４年が１０６７と微増しています（厚生労働省「医療施設〈動態〉調査・病院報告」より）。「地域移行」の流れができても日本が精神科病院大国である状況は変わっていません。これがどのようなことを示しているのか、私たちは真剣に考えなければなりません。

・訪問看護師の直感力が患者の心を開く

患者にとって自宅にやって来る訪問看護師を信頼するということは、自身の日々の生活の多くのことを、時には任せるということでもあります。

Hさんは退院直後から伸ばし放題だった髪も、今は私の手でこざっぱりとカットされていますし、薬の服用もうまくコントロールされています。そして驚くことに、Hさんは看護師である私に「お年玉」までくれているのです。

誰にとってもそうですが、Hさんにとってお金は非常に大切なものです。Hさんに関してはお金に執着しているといってもいいかもしれません。これは精神科病院に長期間入院していた人によく見られる特徴です。精神科病院の病棟に勤務しているとよく分かるのですが、時にはほかの患者に金品を盗まれたりすることもあります。こうしたことに巻き込まれないよう、財布を肌身離さず持つ癖がついている人も多いのです。

それほど大切なお金をお年玉として渡すという行為は、Hさんにとってこれ以上ない信頼の証です。ただ、杓子定規に言えば、患者から訪問看護のスタッフが金品をもらうのは、許されることではありません。しかし、ここで「いただけません」と言えばHさんの温かい思いや心遣いを突き返すことと同じです。

そこで私は、とりあえず「お年玉」をありがたくいただいておき、年が明けてからこちらも「お年玉」としてHさんに返すという選択をしました。その判断は理屈ではなく、直感的なものです。

精神科訪問看護では、こうした直感力が患者の心を開くケースが頻繁に出てきます。Hさんの統合失調症のように、精神疾患のある患者のなかにはそれぞれの理由から、他者を攻撃してしまう人も少なくありませんが、そういった人たちでも誠意をもって接すれば、信頼関係を育んでいくことができます。それこそが精神科訪問看護で得られる大きな喜びだと、私たちは常々思っています。

［ストーリー9］

毎朝の電話で、生活リズムを整えるお手伝い

――語り手看護師：河村登志之

本人の不安を少しでも軽減したい

Iさんは20代に統合失調症を発症して以来、幻聴と幻覚に悩まされ、何度も入退院を繰り返してきました。その間に父母を亡くし、40歳になる今は1人暮らしを続けています。

私がIさんの訪問看護を始めて4年になります。それまでは精神保健福祉士の資格をもった市の相談員がフォローし通所施設に不定期で通っていました。相談員は生活保護を受給しているIさんの金銭管理も引き受けていたので、最低でも週に1回は顔を合わせており、Iさんはその相談員をとても信頼していました。しかしIさんは相談員に依存するあまり、毎日最低でも20回、多いときは30回も電話を掛けていたのでした。本人の不安が少しでも軽減するようにという目的で、訪問看護ステーションに依頼があったのです。

精神科訪問看護を始めてからは、私も、Iさんの相談の電話を受けるようになりました。その内容は、訪問時間の確認から、彼自身にも判然としないことまで多岐にわたります。例えばIさんは電話でこんなことを言います。

「外出してトイレに入っていたら隣の人にオシッコをかけられてしまいました。家に戻ってそのまま食事をしたのですが、妙な感染症に罹ったりしないでしょうか」

トイレのくだりはおそらく、幻覚と幻聴によるものでしょう。しかし常に幻覚や幻聴に悩まされているIさんはそう体感しているのです。

毎朝のモーニングコールで交流

Iさんには道を歩いているときに幻聴が聞こえてくることもあります。その幻聴はIさんを「周囲の誰かが自分の悪口を言っている」ような気持ちにさせます。そうなるとその「誰か」を見つけないと気がすまなくなり、誰彼かまわずにらみ続けることになってしまうのです。にらまれた相手が怖がって避けてくれればいいのですが、場合によってはトラブルに発展するかもしれません。このような幻聴に悩まされIさんは不安が募って電話を掛けるようになったのだろうと推測できます。

訪問を開始したとき最初に、私はIさんに「何か困っていることはありますか」と聞いてみました。Iさんが挙げたのが、「朝起きられない」という悩みでした。Iさんは障がいのある人を受け入れて軽作業の場を提供する通所施設に籍を置いていたのですが、朝起きられないため、私が訪問を開始した頃はまったく通うことができない状況でした。

そこで私がIさんに朝、電話を掛け、起きてもらうことにしました。私の始業時間は朝9時ですが、その時間に合わせてIさんの携帯に電話をするのが習慣になりました。

しかし、通所施設に通う回数が増えるわけではありませんでした。なぜなら、Iさんは電話には出てくれるのですが、電話を受けたあと、再び寝てしまうため、結局施設に行けないのです。「もう、朝の電話はやめる？」と私が聞くとIさんは、「続けてほしい」と言います。本人の気持ちを尊重して、成果は見えなくても朝一番の電話を続けています。

Iさんに限らず、精神疾患を抱えた患者は人間関係が狭くなりがちです。そのため携帯電話に着信があることはまれなのだと思います。ですからIさんにとって私が電話するのをやめて携帯電話が鳴らなくなるのは寂しいのです。Iさん本人は起きないのですが、私からの着信履歴を確認するのが、とてもうれしいようなのです。私が着信を残しておくと、起きてから明るい声でコールバックしてくれたり、留守番電話に「ありがとう。今起きました」と弾んだ声でメッセージを入れてくれたりします。自分のことを気にかける人がいるという実感がもてるのだと思います。

「圧をかけない」「追い詰めない」を大切に

Iさんのお宅を訪問する場合、最初にやることは「服薬カレンダー」のチェックです。服薬カレンダーとは曜日の部分にポケットが付いた大きなカレンダーです。毎日飲む分量だけポケットに入れておくと、きちんと薬を飲んでいるかどうか、本人にも第三者にも一目で分かるようになっています。

次に確認するのは前の晩、よく眠れたかどうか、さらに病院や通所施設に行けたかどうか、行けなかったとしたら理由は何かなどを尋ねます。

このとき大切なのは患者が「圧を感じる」ような強い口調で尋ねないことです。Iさんは薬をきちんと飲みますが、患者によっては薬を飲むことに強い抵抗をもっている人もいます。こういう人に「薬を飲んでいないの？」と強く言うと、薬を隠したり捨てたりしてしまう悪循環になりかねません。そんなことになってしまうより薬を飲んでいないことが分かることのほうが重要なのです。

Iさんの場合は、通所施設へ行けたかどうか聞く際に神経を使いました。基本的に無理なく通えれば回復への手助けになりますし、体の健康を維持するうえでメリットも多いのですが、調子が悪いときに無理をすると症状が悪化してしまうこともあります。私が「どうしても行かなくてはダメ」という雰囲気をつくってしまってIさんを追い詰めるようなことは絶対に避けなくてはなりません。

「幻聴モード」に入ってしまうのが怖い

現在、Iさんの調子は上向きになっているので、通所施設に「週に1回は行こうよ」と伝えていますが、それはなかなか難しそうです。Iさんも昔はアルバイトをしていましたから、今後もできる仕事はあると思うのですが、本人がそこまで望んでいません。経済的には公的な扶助があるため生活に困ることがないというのが大きな理由かもしれません。

患者によってそれぞれ症状が違うので、目指す「生活のかたち」はまったく違います。例えば私が担当している患者のなかにはIさんと同じ統合失調症を抱えながら契約社員で働いている人がいます。また週に3～4回通所施設に通って頑張っていた人もいましたが、この患者は頑張り過ぎて病状が悪化し、入院してしまいました。退院後から訪問看護を開始し担当していますが、本人には「また通いたい」という気持ちがあると同時に、「再び通所施設に通い始めたらまた病状が悪化するのではないか」と恐れる気持ちが混在しています。

Iさんを訪問しているときの話題の多くはIさんが抱えてしまう不安についてです。Iさんは典型的な統合失調症の症状をもっているので、幻聴や幻覚が絶えず聞こえたり見えたりしています。それが幻聴や幻覚なのか現実なのか自分でも分からないのでIさんは不安になるのです。ですから私がいっしょにいるとき「それは幻聴です」あるいは「それは幻覚です」と言ってあげるとIさんはすごく安心します。

訪問し始めた頃、Iさんはさかんにこんな不安を訴えていました。

「週末を乗り越えられますかね？」

当時Iさんの訪問は月水土の週3回でした。ウィークデーなら前から信頼している相談員に電話するという方法がありますが、日曜日はそれもできません。日曜日はIさんが一人で過ごさなくてはならないため、たった1人でいるとき「幻聴モード」に入ってしまうのが怖い。それがIさんの「日曜日の不安」でした。しかし、私が訪問した日に、Iさんの話を丁寧に聞き、「これは幻聴」「これは幻覚」と応えるのを繰り返すうち、次第に「日曜日の不安」は姿を消していきました。

本来ならヘルパーがやる仕事をあえてすることもある

Iさんにとっては孤独が不安の源でしたが、ほかにも精神疾患を抱えて1人暮らしをしようとしている人は多くの不安を抱えています。例えば経済的な問題や住宅の問題から、1人暮らしをできるかどうかなど、いろいろな不安があります。

こうした不安を感じる人には、まず精神科グループホームに入って1人暮らしを試してみるという方法があります。精神科グループホームは、地域での生活を望む患者が自立して日常生活、社会生活が送れるように援助する施設です。職員が家事、服薬、金銭など、生活に必要な援助を行っています。

場合によっては、私もいっしょに食事を作ったり掃除をしたりなど、本来ならヘルパーに依頼する仕事をあえてすることもあります。いっしょに何かを行うということはお互いに楽しく、看護師になる前は実際にヘルパーとして働いていました。Iさんとも最初の頃は月に1回ぐらいいっしょに掃除をしていました。

ただ、こういう家事のような仕事は訪問看護の仕事との線引きが難しいのです。患者が困っていたらやりますが、私が掃除屋さんになってはいけません。あくまでも患者との関係を育むためのツールとして位置付けないといけないと思います。

以前、別の患者とこんなことがありました。

この患者はまったく訪問看護を受け入れてくれなかった人でした。高齢で1人暮らし、端から見ればいろいろな支援が必要な人でしたが、本人には病識がありません。ですから退院の条件として訪問看護が入ることになったのですが、最初の訪問で「いやだ」と拒否されたのです。

それで仕切り直して再度訪問するという形で始めました。本人は病気だと思っていませんから「不要なものを勝手につけて金も取られる」という不満が出るのです。そこで、患者の機嫌を取るわけではないですが、訪問看護が来るとこんないいこともあるよと示すため、あえて草が生い茂った庭の草むしりをやってみたのです。言い方が良くないかもしれませんが、そこから患者の人を寄せ付けようとしない頑な気持ちを切り崩していきました。患者との関係を育むためなら、「看護師だからこんなことはしない」という高慢な姿勢ではなく、なんでもやってしまうのが私の強みかもしれません。

エッチなDVDも観たい

私は看護師になってから、病院の一般病棟で4年間働き、その後、精神科病棟で6年働いたのち、精神科訪問看護で働き4年が過ぎました。一般病棟では「薬は何時に飲んで、寝るのは何時」というように規則が厳しく守られます。精神科病棟に来たら、規則が少し緩くなって、今の訪問看護ステーションに来たらもっと緩くなりました。それは訪問看護という仕事の本質を表しています。病院は看護師などの支援する人が「このルールに則って生活をするんだよ」と患者を指導するところです。しかし、訪問看護では、ルールは患者が自分で決め、訪問看護師はそれを尊重する。そこが大きな違いです。

最近のIさんはとても落ち着いています。訪問看護が入る前に掛けていた相談員への電話もほぼなくなりましたし、幻聴に惑わされて本気で怒ったり問題行動を起こしたりする回数も格段に減っています。

これからはIさんの生活のなかにもっと楽しめる時間がつくれればいいと思っています。例えばIさんは女性が好きです。ある日カレンダーに1つだけ花丸があるのを見つけました。丸印が排便のあった日だということは知っていましたから、それに関係のあることかと思って尋ねると、「女性とちょっとお茶したんです」そう言われてびっくりです。

今、IさんはDVDプレーヤーを買うためにお金を貯めています。エッチなDVDを観たいからというのがその理由です。私もこれには大賛成で、「早くお金が貯まるといいね」と励ましています。Iさんの毎日の生活に楽しみが増え、少しでも生活の彩りが豊かになっていくことを応援しています。

語り手看護師紹介：河村《かわむら》登志之《としゆき》

精神科病院の病棟で働く妻と、2児の男の子がいる。元ラグビー部。強面なのにもかかわらず、和柄のTシャツなどで訪問している。仕事は、外見からは想像もつかないほどきめ細やかでまるで女性のよう。患者の買い出しや、お宅の草むしりまで行っている。理系大学卒業後は大手食品会社の研究職に就職するも、人と接する仕事を求めて転身した。

【コラム】

患者は「ホーム」でわれわれは「アウェイ」

私たちが患者を訪問する際に最も大切にしているのは「患者には拒否権がある」ということです。

病院に入院しているときは病院の医師や看護師はいわばホームで、患者はアウェイという立場です。退院して再び社会のなかで生活を始めると、患者がホームでわれわれはアウェイです。やはりホームで仕事をするのとアウェイで仕事をするのとでは全然違うのです。私が逆の立場だったら、週に　度ならず二度三度と他人が自分の家に来ることは耐えられないので、患者が「来てもいいですよ」という気持ちでわれわれを受け入れてくれるようにする努力が必要だと思います。患者にはわれわれ訪問看護スタッフを拒否する権利があるのです。

病院での生活は、何時に薬を飲んで何時に食事をする、決められた時間に起き、決められた時間に寝る生活です。それが家に戻ってくれば好きなように暮らせる。毎日好きなテレビが観られるし、寝る時間も朝起きる時間も自由です。当たり前のことですが、患者の自由を尊重していかなくてはいけないと思うのです。

・無理に「整える」必要はない、というのがわれわれのやり方

この仕事をしていると、ゴミや患者の体の汚れなどをすごく気にする家族が多いという印象を受けます。特に患者が家族と同居している場合などにこの傾向が強いです。

「ゴミを捨てるように言ってくれ」「お風呂に入るように言ってくれ」

家族からよくそう言われます。でもわれわれは患者と看護師の1対1の安心できる2者関係が重要なので、ゴミはとりあえず後回しにすることが多いです。もしかしたらそのゴミは患者にとっては大事な意味があるのかもしれません。「いきなり片付けたりするのはいかがなものか」というのがわれわれの考えです。別の患者でお風呂に入りたくない人を、無理に風呂に入れようとしないということがありました。家族から福祉担当へ話がいき、その意を汲んだ行政から「なんとか風呂に入らせてくれないか」と言われることは少なくないのですが、風呂に入らない、風呂に入れないのには必ず理由があるというのがわれわれの考え方です。身の回りはもちろん、なんでもかんでもすぐに整えようとするのは暴力に近いと思うのです。

［ストーリー10］

患者からのクレームを乗り越えた看護師の「聞く力」

──語り手看護師：工藤視千

訪問先のチャイムを3回鳴らしても出てこない

精神科訪問看護の仕事を始めてようやく半年ほど経ちました。今は16人の患者を担当していて、少ない日は1日に4人、多い日は7人のお宅を訪問します。

「ちゃんと出てきてくれるかな?」

初めて1人で患者の自宅の呼び鈴を押したときは緊張でいっぱいでした。なにしろ先輩看護師からは、「ピンポンしても患者が出てきてくれないときは、部屋の中で倒れていることもあるから注意して」と言われていたからです。私をこの仕事に誘ってくれた先輩看護師からは、こんなアドバイスももらっていました。

「まず3回、呼び鈴を押してみて。それで出てこなかったら、本人に電話してみること。それでもつながらなければ事業所に連絡して指示を仰いでね」

この日は、最初に訪問した患者のドアを3回ノックしても返事がありませんでした。

その患者はJさんといいました。それまで訪問したときは、一度ドアをノックすれば、すぐに出てくれました。礼儀正しく、約束は必ず守る人という引き継ぎも受けていましたが、この日に限ってドアを3回ノックしても返事がないのです。

「どうしようか」

先輩看護師のアドバイスどおり、まず本人の携帯に電話をしました。応答はありません。

「やはり事業所に電話して指示を仰いだほうがいいのかな」

腕時計を見ると最初にドアをノックしてから15分は経っています。電話をしようとバッグからスマートフォンを取り出そうとしたときでした。ドアが突然ガチャッと開いてJさんの眠そうな顔がのぞきました。

「眠っていました。起きられなくてゴメンナサイ」

Jさんの申し訳なさそうな笑顔をみたとき、私はほっとしました。

「前任の八木さんよりフットワークがいいね」と褒められる

私が引き継ぎを受けた前任看護師の八木は「ゆっくり」の看護師のなかでも、そのユニークなキャラクターとパワフルな行動力で、定年退職された今も「レジェンド」と呼ばれるにふさわしい存在感をもっていました。でも、駆け出しの私のことを、「八木さんよりパワフル。フットワークもいいね」と褒めてくれた男の子がいました。

それは高校を卒業したばかりのKくんです。発達障がいというハンディをもつKくんは、この4月から週3回通所施設に通ってパソコン仕事をすることになりました。その通所施設が自宅から歩いて通うにはちょっと遠かったので、自転車で通うことになったのです。

「でもなかなか道順が覚えられなくて。工藤さん、付き添って通所施設に通う練習をお願いできないでしょうか」

Kくんのお母さんからそう頼まれ、Kくんも望むので、訪問してから、Kくんといっしょに自転車で走ることになったのです。道順を確認しながら通所施設まで行き、またKくんの自宅まで戻ることを繰り返しました。病院勤務時代には考えられないことでした。

「これで訪問看護になっているのだろうか」と思うこともありましたが、Kくんを訪問した際の出来事は上司にきちんと報告し、記録も残しているので問題はないはずです。Kくんも私の訪問をとても楽しみにしてくれるようになって、訪問に行った私がピンポンを押すと飛んで出てくるようになりました。

「八木さんともやっていたんだよ」

Kくんがそう言うので、タレントのもの真似をやったり、カラオケごっこをしたりすることもありました。そんな私を見てKくんはパワフルさやフットワークの軽さを感じてくれたようでした。

「圧が強過ぎる」のお叱りにびっくり

でもいいことばかりは続きません。ここからは精神科訪問看護のお仕事をして、初めて「クレーム」をもらったLさんの話をしたいと思います。

Lさんは統合失調症の典型的な症状をもつ方で、いろいろな妄想があるという引き継ぎを受けていました。年齢は私とほぼ同じ50代前半です。3人きょうだいの末っ子で、今は高齢のお父さんと2人暮らしです。初めての訪問のときは前任者の八木といっしょに行き、次から1人で訪問しました。Lさんは音楽が好きなようで、初回は私も好きな音楽の話題でかなり盛り上がりました。そのあとも私のほうからいろいろな話題をもち出し、訪問は毎回いい雰囲気で終了しました。少なくとも私はそう思い込んでいました。

ところがある日、「担当を代えてほしい」という連絡が事業所に入ったのです。事業所には、昼間につながる普通の電話のほかに24時間対応の電話があります。その24時間対応の電話にメッセージが吹き込まれていたのです。

それを聞いた上司がさっそくLさんに電話を入れ事情を聞きました。それで分かったことは、私が一方的にしゃべり過ぎるということでした。

「工藤さんは圧が強過ぎて……」

そういう表現でLさんは私が次々ともち出す話題についていかなくてはならないのが苦痛だと訴えたのです。そしてこう続けました。

「前任者の八木さんから、与那覇さんや安蔵さんというお名前も聞いているので、この方たちにも会ってみたい」

その電話では上司が、次回からも工藤が訪問するが、もしまた何か問題があったら昼間事業所に電話をくれるようにと話をして、Lさんも一応納得したようでした。そして、上司は与那覇や安蔵とLさんが会う機会もつくると約束していました。

私にはショックでした。Lさんの訪問は毎回、かなりうまくいっていると自負していたからです。Kくんに「八木さんよりパワフル。フットワークもいいね」なんて言われて舞い上がっていたところをガツンとやられた気がしました。

「やはり工藤さんにお願いします」の一言

Lさんから「担当を代えて」という電話があってから最初の訪問の日がやってきました。与那覇や安蔵は都合がつかなかったので、いつものように私1人の訪問です。

あの電話があってから私は八木にアドバイスされたことがあったのを思い出していました。

「自分から話題を出すのも大事だけれど、患者の話をじっくり聞くのが大事だよ」

前任の八木といっしょに訪問していたとき、八木は私が話し好きでしゃべり過ぎるのをいち早く感じていたのでしょう。私はLさんとは話が合って毎回いい感じになっていると思い込んでいたため、この八木のアドバイスをすっかり忘れていたのです。

とはいえLさんを前に突然黙り込むというのも不自然です。なるべくあたりさわりのない話題を選び、いつものようにこちらから話し掛けるようにしました。Lさんもその場では事業所に電話したことには一言も触れず、私が出した話題に応じてくれました。その日は、お互いに少し緊張していたようでしたが、穏やかに訪問は終了しました。

Lさんと私の関係に大きな動きがあったのは与那覇と2人で訪問してからのことです。

忙しい与那覇に時間をつくってもらい2人で訪問すると、Lさんはいろいろと与那覇に質問していました。私は2人の話の邪魔にならないように聞き役に回っていたことは言うまでもありません。そんなやりとりのなかでLさんにどんな心境の変化があったのか、本当のところは分かりませんが、その次の訪問日、再び私が1人でLさんを訪ねると、こんな言葉が待っていました。

「担当を代えてくれといったことは謝ります。これからもまた工藤さんに来てほしい」

ここからは想像になりますが、たぶんLさんのなかで前任の八木から聞いた与那覇のイメージがどんどん膨らんでいったのだと思います。あるいは与那覇に退職した八木のイメージを重ねようとしていたのかもしれません。

フラメンコの名手・Lさんに踊りを教わる

それからのLさんは私に心を許してくれたようで、さらに親密さが加わりました。私も八木のアドバイスを心に深く留めてLさんの言葉をじっくりと聞くように心掛けました。

今Lさんの心は最近がんの手術をしたお父さんのことでいっぱいです。

お父さんが手術で入院した4週間の間はLさんが1人きりになるので訪問看護は週に3回に増えました。入院するまでは買い物や料理はお父さんの役割で、Lさんはそばで手伝うのが役割でした。でもお父さんがいない間は、買い物も料理も自分でやらなければなりません。私も訪問看護に行くときは買い物を頼まれたり料理の手伝いをしたりすることもありました。親切なケアマネジャーも週に1回顔を出して手伝ってくれました。

手術はうまくいきましたが、がんの予後は油断ができません。今は抗がん剤治療の3クール目に入ったところです。お父さんは高齢にもかかわらずタブレット型端末を使ってがんのことをどんどん勉強しているので、お父さんを心配させまいと3きょうだいが情報を隠そうとしても、お父さんには筒抜けです。

お父さんが退院して自宅に戻ってからは、お父さんが司令塔で、Lさんはひたすら指示に従って買い物に行ったり料理をしたりする毎日です。

私とLさんの関係にも、また1つ変化がありました。今までLさんと音楽の話をすることはあってもフラメンコについて話したことはなかったのですが、つい最近、Lさんが名手といってもいいほどの踊り手であることが分かりました。

訪問したときにLさんが踊ったのを見て、本当に驚きました。「こんなに身近に名手がいるのに習わない手はない」と思い、Lさんからレッスンを受けることにしました。今はゆっくりした曲の踊りを教えてもらっているところです。

患者と素の部分で関わる精神科訪問看護の醍醐味

まだこの仕事を始めて半年ほどしか経ちませんが、私のように、精神科訪問看護の経験はなかったものの、精神科訪問看護の仕事に興味のある看護師の方の参考になればと思い、精神科病院の看護師との違いなどについて感じたことをまとめます。

私が精神科訪問看護ステーションに入ったきっかけは、精神科病院に勤めていたときの友人である田中看護師から誘われたことでした。

「まず病棟の看護に比べて夜勤がないし日中の勤務でしょ。細かい服務規程のようなものもないから、のびのび仕事ができる」

田中は私にそう話してくれました。実際に仕事を始めてみると、確かに夜勤はありません。朝9時からミーティングがあり、午前と午後の訪問を終えればステーションに遅くとも夕方の4時過ぎ頃には戻ってくることができます。それからその日の報告書をまとめても夕方5時過ぎには仕事を終えることができるのです。病棟の看護師の仕事はこういうわけにはいきません。私は1人息子を抱えたシングルマザーなので、こうした勤務形態は本当にありがたいです。

半年ほど仕事をして分かったのですが、細かな服務規程がないという点は、この仕事の難しさを表してもいるのだと思います。精神科訪問看護の仕事は患者との関係づくりが大部分を占めます。その内容は患者によってまったく違います。10人患者がいれば10通りの看護の方法がある。そしてそれは全部看護師が自分で考えていかなくてはならないのです。

でもそこがこの仕事の面白さでもあります。病棟の看護師をしていたときは1人の患者としゃべる時間はほとんどありませんでした。やることが多過ぎるのです。でも精神科訪問看護では少なくとも1人の患者と30分以上はお話する時間があります。最初こそ患者と看護師という立場でしゃべっていますが、次第に素の自分で患者と関わっていることを意識するようになります。そうなると患者も素の自分で接してくれるようになります。こんな関係が患者との間にもてるなんて病棟の看護師をしているときには想像もしませんでした。これが精神科訪問看護という仕事の醍醐味だと思います。

語り手看護師紹介：工藤《くどう》視千《みゆき》

八木の定年退職に伴って、田中看護師の紹介で入職。入職する前から田中、八木、森と、顔合わせでお酒を飲みにいっていた。猫を8匹飼っている。入職後は、いちばんパワフルな八木に同行して訪問先を回りとても振り回されていたが、笑って愚痴一つこぼしていなかった。運転免許がないので自転車で訪問している。はじめは自転車の乗り過ぎで筋肉痛になっていた。

素直で明るく前向き。ロックが大好きでいつもニコニコしている。話し出すと長い。

【コラム】

ピンポンしても患者が出てこないときは要注意

Jさんは非常にまじめで礼儀正しく約束はきちんと守る人です。こういう人を訪問したときに応答がない場合は注意が必要です。1人暮らしの場合、誰にも気づかれないまま亡くなっていることもあるからです。応答がないのでドアの郵便受けの部分から中をのぞいてみると、なかで泡を吹いて亡くなっているのを発見したことなどもあると聞きました。

Jさんは非常に眠りの深い人です。ボールのような真ん丸の体型をしていて、肥満が原因の睡眠時無呼吸症候群の可能性が考えられます。こういう人は、夜中にあまり眠れないので朝方熟睡してしまうこともあるようです。

・統合失調症の人、Lさんに良い兆候が

Lさんは「統合失調症」の典型的な症状をもつ人で、妄想も強く、1年近く某病院に入院していたことがあります。その病院からの指示で精神科訪問看護を引き受けるため、退院カン

ファレンスに私と八木が参加しました。そのとき担当医が「この人、何をやっても良くなりませんよ」と無責任なことを言うので、私と八木は大いに憤慨した記憶があります。「二度とあの病院に入院することがないように」を合言葉に、八木が力を入れて訪問看護してきたのがLさんです。

Lさんは人見知りで怖がりなところもあり、私と初めて会ったときは居間から自分の部屋に逃げ込んでしまいました。

その怖がりなLさんが八木の退職を機に、引き継いだ工藤だけでなく、以前から八木に話を聞いていた与那覇や安蔵などの看護師の名前を出し、会ってみたいと言い出したのはすばらしいことだと思います。人に会ってみたいという意欲が生まれるのは、回復の兆候が現れてきていると解釈できます。最後にはLさんは「これからも工藤さんに来てほしい」と話し、今後も継続していくことになりました。今後、前任の八木とLさんのように安心、安定した1対1の人間関係をじっくり育んでいくことで、Lさんにさらにいい変化が生まれていくと思います。

［ストーリー11］

乳がんが発覚した患者を追い詰めた、医師の不用意な対応

――語り手看護師：田中しのぶ

防犯カメラに映った男性に見覚えが

私たちの精神科訪問看護を受けるようになる前、Mさんは都外のマンションで暮らしていました。ある日郵便受けを見にいくと扉の部分が歪んでいるように見えたそうです。

「どうしたのかしら」

見間違いだといけないのでMさんは管理人に声を掛けて確認してもらいました。管理人も明らかに誰かが壊したものだと言います。

「防犯カメラが設置されていますから、誰がやったか、すぐに分かりますよ」

管理人はそう言うとMさんといっしょに管理室に戻りました。映像を確認すると、そこには1人の男性がMさんの郵便受けを壊している様子が映っていました。顔もはっきりと分かります。

それはMさんが都外の精神科病院で知り合った男性で、同じ統合失調症を患っていました。幻聴や幻覚など病気の話をするうちに打ち解け電話もするようになりました。ところが相手の男性は、明らかにそれ以上の関係を求めるような素振りを見せ、頻繁に電話を掛けてくるようになったのです。

「あまり電話を掛けてこないでください」

Mさんは迷惑だということをやんわり伝えようとしましたが、うまく伝わりません。

「もう電話はしないでください」

そう男性にはっきり伝えたのがつい先日のことだったのです。それきり電話は掛かってこないので安心していたところに、この「事件」が起こったのです。

逆恨みが心配だから引っ越したらどうか

マンションの管理人は「器物損壊」の疑いで男性を警察に告発しました。Mさんも警察の事情聴取を受けました。顔も名前も電話番号なども分かっていますから、その男性も警察から事情を聞かれ、場合によっては処分を受けるかもしれない。そうなると逆恨みという可能性もある。心配だったら引っ越しも考えてみる必要があるのではないか。Mさんの事情聴取に当たった警察官は、そんなふうに言いました。

「引っ越すなら遠いところがいいですよ」

そんな警察官の勧めに従ってMさんは、それまで縁もゆかりもなかった都内の町に移り住んできたのです。

統合失調症を長い間患っているMさんは、都外に住んでいるときから精神科の訪問看護を受けていました。都内に引っ越したことから通院先の主治医から精神科訪問看護を継続する要請があり、区を通じて私たちのステーションにつながったというわけです。

「とにかく右も左も分かりません。区役所もどこにあるのか分からないし、食事の材料を買うスーパーマーケットの場所も分からないんです」

そう訴えるMさんのために最初の訪問日には近所の地図を持っていき、区役所はもちろんスーパーマーケットやドラッグストア、八百屋、総菜店などめぼしい店がある場所を説明しました。最初のうちは一変した環境に慣れず何かと混乱していたMさんですが、妹さんから自転車を買ってもらうと一気に行動範囲が広がりました。

「今日は○○ストアの○○が安いわよ」

「明日は○○スーパーで○○が安くなるみたい」

そんな買い物情報を交換しては、いっしょに自転車を飛ばすこともよくありました。

発病前はアメリカまで追っかけに行くほど音楽も好き

その後、引っ越しの原因をつくった男性はMさんの前に現れていません。ですから遠く都内に引っ越した効果はあったと思うのですが、男性に居所を知られないように友人にも居所を教えられず、それまでの友人関係が途切れてしまったので、Mさんは本当に寂しそうでした。私はいろいろな話題を出してそんな寂しさを少しでも紛らわそうとしました。

いちばん盛り上がったのは料理の話題でした。私も料理をするのが大好きで、いろいろなものの作り方を教え合ったり、お店の情報を交換したりなど、訪問時間はいつもあっという間に過ぎてしまいました。もっと時間があれば、いっしょに料理を作ってみたいと何度も思いました。

Mさんは音楽も大好きです。特にロックが好きで、アメリカのロックグループ「エアロスミス」のスティーヴン・タイラーの大ファンです。発病する前はアメリカまで「追っかけ」て行ったそうです。私が訪問看護に行くようになってからこのスティーヴン・タイラーが来日する機会がありました。そのときのMさんの舞い上がり方はたいへんなものでした。六本木のライブハウスに出るからいっしょに行こうと何度も誘われていました。

検診で引っかかったのに生検なしで放置された乳がん

Mさんが乳がんのことを打ち明けてくれたのは、訪問を始めて1年半ぐらい経った頃でした。

「乳がん検診で精密検査になったの。でも最終的な検査はしてもらっていないのよ」

0・8センチぐらいの影が見つかったのですが、「生検（生体組織診断）」を受けて、そのしこりががんであるかどうか確定診断をつけてもらっていない。しかも最初の検査で引っかかってからすでに4年ぐらい経っているというのです。なぜそんなことになってしまったのか。看護師の立場からすると、ちょっと信じられないことでした。

そこで、Mさんは J病院に行き、これまでの経緯を話してようやく「生検」を受けることができました。

結果はやはり早期の乳がんでした。幸いなことに直径0・8センチと最初に見つかった頃の大きさとほとんど同じでした。この大きさなら乳房の全摘出の必要はなく、部分切除術で大丈夫だろうという判断です。さっそく手術の段取りが組まれ、手術することになりました。J病院には精神科もあるので、Mさんは安心して入院することができると喜んでいました。

ところが安心したのもつかの間、とんでもないどんでん返しが待っていました。手術の前に行ういわゆる「術前検査」でリンパ節に転移のようなものがあることが分かったのです。手術を担当する若い医師はきちんと確認することもなくMさんにこう言いました。

「リンパ節に転移していますね。ステージ4です」

「こんな姉は見たことがない」とサインを拒否

早期の乳がんという最初の見立てとはまったく違っています。最終的にはさらに上席の医師が診て誤診だということになったのですが、Mさんの不安は一気に高まってしまいます。

「こんな人に手術をしてもらって大丈夫かしら」

訪問した私にもこう言ってしきりに不安を訴えます。

その不安が爆発したのは、術前最後の診察をして同席した妹さんが手術の同意書にサインをする場面でした。Mさんは極度の不安からブルブル震えています。

「こんな姉は今まで見たことがない。こんな状態で手術ができるんですか」

妹さんはそう言って同意書にサインするのを拒否しました。J病院はこの結果を受け、精神科の入院施設もあって乳がんの手術もできる病院を紹介すると約束しました。それがT医療センターでした。

数日後、Mさんは乳腺外来と精神科を受診するためT医療センターに向かいました。そこでまたまたとんでもないことが待ち受けていたのです。精神科でフォローをしてもらえるからとあれだけ約束したのに精神科の予約が取れておらず、今から予約を入れると4カ月後になるというのです。

「これはJ病院側のミスだから、病院同士でなんとかしてほしい」

Mさんの妹さんがそう言うのは当然です。姉妹に落ち度はありません。2人は言われたとおりにしていただけなのです。ところがT医療センターは「できない」の一点張り。押し問答の末、精神科はとりあえず以前通院していた病院に診てもらうことにし、手術はT医療センターで行うというところにようやく落ち着きました。

しかし手術の日程は決まりません。T医療センターによれば手術は初診から最短で3カ月後といいます。

Mさんはとにかくせっかちな性格で、何でもパパッと目の前で決まっていかないと不安が大きく膨れあがっていきます。Mさんは「手術自体が不安なわけではないけれど、自分では日程を決定することはできないし、待つ時間が苦痛です」と話していました。こんな性格のMさんにとって3カ月というのは永遠に近い長さに感じられるのだと思います。

不安が背中の痛みとして噴出

「手術が失敗したらどうしよう」

不安を訴えるMさんに私がこう答えます。

「小さながんを取るだけの手術だから大丈夫」

今度はMさんがこう言います。

「このまま手術が決まらなくて、がんがどんどん大きくなったらどうしよう」

「4年間放っておいても大きくならなかったのだから、3カ月ぐらいで大きくならないよ」と私。そんな問答が訪問するたびに繰り返されるようになりました。ついには訪問のときだけでなく事業所に電話を掛けてくるようにもなりました。同じ話を何度も何度も繰り返し聞かされていると、こちらまで体調が悪くなりそうでした。

今振り返るとMさんの訪問看護は、このあたりが最大の山場でした。上司からは「自分だけで抱え込まずにほかのスタッフにも手伝ってもらうように」とアドバイスを受けました。電話を同僚にも受けてもらうようにすることで、なんとかバランスを取っていた気がします。

そしてMさんの不安はとうとう沸点に達しました。原因不明の痛みが背中に出てきたのです。そのときは本人のたっての希望である精神科病院に任意入院したのですが、折からの新型コロナウイルス対応もあり、誰もかまってくれず個室に隔離されました。人と会話ができないことがとてもつらいMさんは2~3日いただけで退院してきました。退院後は本人の希望もあって訪問看護を週5回に増やし、相変わらず原因不明の痛みを訴えるMさんを支えていきました。

そのうちMさんの体調が目に見えて悪くなってきたのです。日々の買い物にも行けなくなりました。眠る時間もだんだん減っていきます。妹さんも私も「そろそろ1人暮らしは難しいかな」と考えるようになりました。このままでは体調がさらに悪化し、乳がんの手術の日程が決まっても手術そのものができない恐れもあります。そこで思いきって体調を整えるために再び精神科病院への入院を勧めました。初めは嫌がっていたMさんでしたが、私の話に耳を傾けてくれ「入院したほうがいいのですね」と、最後は納得してくれました。二度目ということで、Mさん自身入院がどのようなものかを分かっているはずです。それでも入院を納得してもらえるほどの信頼関係ができていたのかな、とうれしく思いました。

手術は成功するもドレーンなしで退院

結局その精神科病院にMさんは乳がんの手術の直前まで1カ月半ほど入院しました。入院中は電話ができないので、Mさんからは私の仕事用の携帯に時々近況報告のメールが届きました。入院する前、病院の看護師は忙しいから訪問看護の看護師のように話は聞いてくれないよ、とMさんに話していましたが、実際に入院してみて、私の言ったことがよく分かったようでした。

ついに、ようやく待ちに待ったMさんの乳がんの手術の日がやってきました。手術は成功しました。術前の検査で0・8センチだった腫瘍は、摘出してみたら0・6センチでした。そして数日して退院し、自宅に戻りました。退院後は、週3回で私の訪問が再び始まりました。

退院後に初めて訪問した私はまたまた驚かされました。小さいとはいえがんの摘出手術をしたにもかかわらず、内部の傷から出る血液などの浸出液を体外に出す「ドレーン」と呼ばれるチューブがどこにもないのです。このままでは乳房の中に浸出液が溜まってしまいます。案の定、溜まった浸出液を抜くために通院することになりました。これがなくならないと次のステップである放射線治療に移れません。そうなるとまたまたMさんのイライラが高じてきます。

なぜこんなことになったのか。私の経験からいえば乳がんの部分摘出の場合、最低でも1週間ぐらいは入院し、ドレーンから浸出液が出なくなるのを確認してから退院するのが普通です。それなのにMさんは手術後3日目には退院させられているのです。

最初に乳がんが放置された経緯といい、J病院での「ステージ4事件」といい、T医療センターでのドレーンなしの退院といい、Mさんの乳がん治療ではなぜかあり得ないことが次々起こりました。

でもこの精神科病院での入院中にいいこともありました。あの原因不明の背中の痛みが消えたのです。乳がん手術を待つ間に入院していた精神科病院の主治医が、背中の痛みが出るのは薬の副作用ではないかと疑い、その薬をほかの薬に換えたのです。そうしたらあれだけ痛かった背中がなんともなくなったそうです。

ただ、背中の痛みが消えたMさんは、今度は手のしびれを訴えるようになりました。やはりMさんが抱えている不安が解消されない限り、痛みやしびれなどの身体症状になって現れるのかもしれません。

不安が身体症状に現れる人

不安が身体症状に現れる人といえば、以前担当したNさんのことが、どうしても思い出されます。

Nさんは体中の痛みを訴える患者でした。最もつらい痛みは胃でした。眠れないほどの胃痛に悩まされて食事が摂れなくなっていきましたが、胃カメラで検査しても胃壁が若干赤くなっている程度です。それほどの胃痛が続く原因が分かりません。

そこでインターネットでいろいろな病院を探し受診しようとするのですが、予約をしていざ受診という日になると痛みで受診できません。予約してはキャンセル。そんなことを繰り返せば病院側は相手にしてくれなくなります。訪問に行くと、「もう診てくれる病院がない。私はどうしたらいいの……誰も助けてくれない……」と訴えました。私は「胃の痛みは精神的な不安からも来るので気分転換しましょう」と散歩に誘ったりいっしょに絵を描いたり、お花を買って飾ったりしていました。しかし、ある日手元に溜めてあった２００錠ほどの薬を飲み、自ら命を絶ちました。

その日、訪問に行った私にNさんはこう言ったのです。

「最初に診てくれた先生に、もう一度診てほしいとお願いしたんだけれど断られた」

もともとNさんは薬が効き過ぎる人で、これだけ大量の薬を飲めばどうなるか十分に分かっていたはずでした。

Nさんが亡くなったという知らせを彼女のお父さんからもらったとき、私は事業所の机に突っ伏したまま、椅子から立ち上がることができませんでした。

「残念でしたですませてはいけない」

そのときそう心に誓いました。

語り手看護師紹介：田中《たなか》しのぶ

精神科経験もあるが、他科での病棟経験のほうが長いので、外科的なことなどに強い。当初は伸び悩んでいたが、ここ近年は目を見張るほどの成長をしている。体が大きく、食べるのも作るのも大好き。仕事が細やかでメモをたくさん取っている。字が小さい。娘が2人いる。ポスト森で、みんなに食べ物をたくさん作ってくれる。佐藤と与那覇が連れてくる愛犬・ピノコとパンナコッタに鶏肉を与えて手なずけている。

【コラム】

他科受診の困難──患者の人権はどこにある?

Mさんのケースは明らかにたらい回しです。一連の経緯をたどってみるとそこに透けて見えるのは「精神科の疾患をもっているから普通の人と同じ医療が受けられなくても仕方がない」という意識です。そもそも最初に病院で乳がんが見つかったときに確定診断をつけてもらっていないのが、どうにも納得できません。

こういうケースを目の当たりにすると、私は精神科病棟時代に出会った患者を必ず思い出します。その患者は統合失調症で、長くその病院に入院していました。腹水が溜まっており、腹部のがんであることは素人目にも明らかでした。その患者が関連病院を「他科受診」することになり、私が付き添って行きました。精神科病院に入院している患者がほかの診療機関で診てもらうことを他科受診といいます。

診療の様子を見ていて私は驚きました。先方の医師は、明らかにがんを治療しようという気がないのです。患者が自分の膨らんだお腹を指して、「誰かにいたずらされて、お腹にビニール袋が入っているんですよ」と言うと、ハイハイと頷いたあと「また来てください」と言うのです。確かにその患者には自分が精神疾患の病気を抱えているという認識がありません。がんについても同じです。だからといって漫然と放置しておいていいはずがありません。

私はその医師に「何か方法はないのでしょうか?」と相談しましたが、逆にその医師から珍しいものでも見るような目で見られたうえ「バカなのか?」と言われたのです。精神科の看護師として経験の浅かった私は、それ以上突っ込むことはできませんでした。確かに、この医師も患者の言葉を尊重するという意味では人権を尊重しているのでしょう。しかし、このままではどうなってしまうかは想像に難くないのに、諦めてまったく治療をしようとしないこの医師の態度を、私は今でも忘れることができません。このときの自分の対応には今でも悔いが残ります。その患者はその後、病棟で亡くなりました。

精神科の疾患を抱えた患者がほかの病気を発症して他科を受診する際には、ここまで極端ではないにしろ、常にこうした「困難」がつきまとうことがあるのです。

・訪問看護師と患者の間に生まれた確かな信頼感

Mさんがすごいのは、これだけのトラブルがありながら自暴自棄に陥らず、乳がんの手術を受けきった点です。

Mさんは何度も大きな不安にさらされ、そのたびにその不安を私にぶつけました。私もその頃は本当につらい思いをしました。Mさんの不安はJ病院からT医療センターへ手術先が代わった頃がピークでしたが、手術前に精神科病院に入院したあたりから、落ち着いてきたようです。

この頃、入院先の病院からMさんは公衆電話で私にこっそり電話を掛けてきたり（病棟ではたいていの場合、携帯電話は禁止です）、メールを送ったりしていました。

そのなかでMさんは「病棟の看護師さんが私の話を全然聞いてくれない」と訴えていました。まるで自分の身内に訴えるようなMさんの言葉に対して私は「前に言ったとおりでしょ。病棟の看護師は忙しいのよ」と答えました。

確かな信頼関係があるからこそ生まれるやりとりです。

・本人にしか分からない苦しみや痛みがある

最後に触れたNさんのケースは、私の今後に活かしていくためにも忘れてはいけないケースとして心に刻んでいます。

Nさんの病気は、痛覚が異常に敏感になり全身に耐え難い痛みが走るというもので「身体表現性障がい」と呼ぶこともあります。原因は不明ですが、私はNさんが訴える痛みの根源には不安があると考えています。これはNさんのケースで紹介した背中の痛みや腕のしびれにも共通するものがあります。Nさんの背中の痛みは薬の副作用ということになっていますが、背中の痛みが消えたとたんに腕のしびれを訴えているわけで、薬の副作用というだけでは、どうにも納得できない部分があります。

精神疾患を抱えた患者は、MさんやNさんのように原因不明の痛みや体の違和感を訴えることが多いのですが、周囲はもちろん医師にもなかなか分かってもらえません。検査しても何も原因らしいものが出てこないからです。それでも痛みを訴える患者には、例えば鎮痛剤が処方されます。もちろんこうした対症療法は原因を取り除くものではありませんから、薬をやめればまた痛みがぶり返すことになります。これを長い間繰り返していると心身に大きなダメージを与えます。

Nさんは薬に非常に敏感な人で、特に副作用が激しく出るため、鎮痛剤で痛みを抑えるというアプローチは幸いなことにできませんでした。抗精神病薬など、精神科で出される薬もほとんど飲んでいなかったと思います。

しかし、そんなNさんの手元に200錠を超える数の薬があったのです。患者宅の家探しなどはできないので、薬の管理というのは精神科訪問看護を担うわれわれにとって今後も大きな課題です。

［ストーリー12］

人間不信から繰り返す
自殺未遂を止める。
ただそばにいて、笑顔で話を聞く

——語り手看護師：八木智美

毎日誰かの目が届くようにしたい

私とOさんとの初対面は、「退院カンファレンス」の場でした。この会議に出て印象に残ったのは、担当医が退院後のOさんのことを非常に危ぶんでいたことです。1人にしておいたらまた自殺しようとしてしまうのではないかと気に掛けている様子です。

「毎日誰かの目が彼女に届くようにしたい」

担当医の誠意は私にも伝わりました。この言葉を聞いて、本当に患者のことを心配しているいい医師だなと感じたことを覚えています。

こうした退院カンファレンスでは、まず精神保健福祉士が患者に必要なケアのメニューを提案し、担当医がそれを承認するという流れになるのが普通ですが、Oさんのケースでは、まったく流れが逆でした。

「とにかくつけられるケアはすべてつける」

そう担当医が真っ先に意見を述べ、精神保健福祉士が、それにふさわしいメニューとしてデイケアや精神科訪問看護を挙げ、担当医に説明するという流れになったのです。私は、精神科訪問看護の役割について直接、担当医に詳しく説明しました。それを聞いて担当医は安心したようです。

子どもの虐待を疑われて

現在30代半ばになる○さんが、この精神科病院に入院したのは相談に訪れた市役所で倒れ、意識を失ってしまったからでした。当時、九州から単身上京してきたばかりの○さんは生活保護を受けると同時に福祉関係の資格にもチャレンジしていて、市役所の福祉担当者には、いろいろと相談していたようです。そのなかで○さんが解離性障がいという精神疾患を抱えており、薬の過剰摂取により複数回救急車で運ばれるなど、自殺未遂を繰り返したことも担当者は把握していたようです。そのためスムーズに精神科病院につなげられ、入院となったのでした。

○さんは、非常に女性らしい雰囲気のすてきな人です。解離性障がいのためひどいストレスがかかると黙りこくってしまうこともありますが、そうでないときはおしゃべりが大好きな、感じのいい方です。

○さんが解離性障がいを発症したのは実家のある九州にいるときでした。夫との間に2人の子どもがいますが、発症後、夫とは離婚。上の子は夫と暮らし、下の子は○さんと暮らすことになりました。その子どもを巡って、あるとき「事件」が起きたのです。突然、○さんに児童虐待の疑いがかけられ、いっしょに暮らす子どもは児童養護施設に連れて行かれてしまいました。子どもとは、今も会うことができなくなっています。

本人によれば、仕事の都合でどうしても子どもを学校に行かせられない日が3日ほど続いたら、それが児童虐待だと言われ、児童相談所の職員によって子どもを連れて行かれてしまったというのです。

解離性障がいが悪化。自殺未遂を繰り返す

子どもを連れて行かれてしまった○さんは実家で暮らそうとしますが、そこは決して○さんにとって暮らしやすい場所ではありませんでした。実家では軽い障がいをもつ妹が両親と暮らしていて、一度結婚して家を出た○さんにとってもう戻れる場所ではなかったのです。

お母さんとは、かろうじて会話はできる関係でした。しかし、お母さんは娘のことも心配なのですが、周囲の目も同じように気になるようで、実家で暮らしたいという○さんに、「おまえは東京で暮らしてくれ」そう言うばかりだったそうです。

実家にいられなくなった○さんは、生活保護を受けながら自活の道を模索するのですが、追い詰められて解離性障がいがさらに悪化してしまいます。これにより、薬を大量に飲んでは救

急車で運ばれるという負のスパイラルに陥ってしまったのです。

ここまでは○さんから私が聞いた「事実」を伝えています。第三者の目から見れば不自然に思えることもあると思います。でも、看護師である私にとっては、まず本人が今まで自分の身の回りで起きたことをどう受け止めているのかを理解することのほうが、「事実」がどうかよりも何倍も大切なのです。

「常にそばにいる人」を目指して

精神科訪問看護師の仕事は、まず患者の話をありのままに聞くことです。そこから信頼関係を育む第一歩が始まります。

訪問を続けるなかで感じたことは、○さんのなかには根強い人間不信があるということでした。自分以外の人間と関係を育むのが苦手で、信頼すべきでない人を信頼しては裏切られ、そのたびに手元にある薬を大量に飲んで自殺を図るのです。この悪循環を断つにはどうすればいいか。それには○さんが信頼できる人間が身近にいればいい。「常にそばにいる人」です。私はそういう存在になろうと思いました。

常にそばにいてニコニコ笑いながら、何を話してもちゃんと聞いてくれる人間が身近にいると人は安心します。「今日のお昼は何を食べよう」から始まって、掃除の話、天気の話など身近な話題も聞き流さず、相槌を打つべきところではきちんと相槌を打ち、相談されればできるだけ丁寧に答える。そんなことを繰り返しているうちに○さんは、次第に心を開き、子どもとのつらい別れや九州にいる両親のことなどを語るようになりました。

こうして○さんとの間には一つの信頼関係が生まれ、通院にも付き添うことになり、それが契機となって病院との連携も強まっていきました。

精神科訪問看護は「哲学」を感じる仕事

退院後も医師と連携し合いながら○さんと関われたことで、難しい時期を乗り越えられたと思います。医師と訪問看護師の連携がスムーズだと、私たち訪問看護師にとっては、必要があれば患者の病状についていつでも医師に相談できるので安心です。医師にとっては訪問看護師から患者の普段の生活状態を知ることができるのが大きなメリットです。

私は精神科病棟で仕事をしたことがあるので分かりますが、そこでの役割は症状をどう抑えるかが主になります。それは医師も看護師も同じです。それに対して訪問看護師はその患者の人生に触れるのが仕事です。こう言うと少しオーバーな表現だと思われる方もいるかと思います。もちろん精神科訪問看護師は他人の人生に介入するわけではないですし、介入なんてできるわけもありませんが、一時その患者の人生に寄り添うことができる。そこが面白いところです。だから精神科訪問看護とは哲学を感じる仕事だと私は思います。

○さんの人生は私がいなくなってもずっと続いていくわけです。私は2021年春に定年を迎え○さんの「常にそばにいる人」の役割を終えました。でもまた別のスタッフが○さんに寄り添っていきます。私が勤めていた事業所のつながりは信頼できます。もちろんスタッフが代われば、患者と看護師の関わり方も変わる。それは当然のことです。きっと○さんも新しいスタッフを私とは別な形で受け入れてくれるはずです。

語り手看護師紹介：八木智美

【コラム】

仕事も決まって「ゆっくり」から離れたOさん

私が退職し2021年の春からOさんの担当は、別の看護師にバトンタッチとなりました。私とOさんの間には強い信頼関係が存在したので、別の看護師へのバトンタッチはスムーズにいったようです。その後のOさんは極めて安定していて「仕事も始めたい」と自立した生活への意欲を見せていました。そしてつい最近、仕事が決まって、めでたくOさんへの訪問看護は終了となりました。

少し時期が早いのではないかと思う部分もありましたが、本人の希望なので「もしつらくなったら、いつでも声を掛けて」という言葉を贈ってお別れしました。

・薬の過剰摂取は現実逃避の手段⁉

Oさんが繰り返した薬の過剰摂取は、精神科の医療関係者の間では「OD」（オーバードーズ）と呼ばれることが多い問題行動です。男性よりは、女性が行うことが多いです。

Oさんの訪問記録などを読むと数えきれないほどのODが記録されています。Oさんの担当医は、これらのODをすべて自殺未遂ととらえ非常に心配していたということですが、本当に自殺するためにODを繰り返していたのかどうか、個人的には納得できない部分があります。

Oさんのは ODはいずれも命の危険を伴うような大事に至ったことはありません。Oさんにとってのは ODは、人間関係がうまくいかないなど、何か困ったことが起こったときの「とりあえず何も考えたくない」というような、現実逃避の手段になっていたのではないかと私には思えるのです。九州時代、児童相談所が介入し子どもが児童養護施設に行ってしまった件が出てきますが、これも実際には子どもが2人いるにもかかわらずODを繰り返すOさんを見かねて児童相談所が介入したというのが「周囲から見た事実」のようです。

さらに言えば、担当医師が本当にODを自殺衝動の表れととらえているのであるならば、薬の処方や処方の日数などを変えて、薬が大量に患者の手元に残らないようにするほうが現実的ではないかと思います。服薬の管理は精神科訪問看護の大事な仕事の一つですが、患者が手元に大量の薬を隠そうとすれば、それを発見することは困難なことです。

［ストーリー13］

患者のペースに合わせ、のんびり、ゆっくりいっしょに時を重ねていく

――語り手看護師：千田美樹

ドアを開けてくれて

Ｐさん（女性）は小学生の頃から学校をたびたび休むようになり、うつ症状に悩まされリストカットや薬の過量服薬を繰り返していた時期もありました。幼い頃に両親が離婚し母親に引き取られ、今は夫と生活しています。

私がＰさんを訪問するようになってから6年ほどになります。訪問を始めてしばらくは本人に会うことができませんでした。外出して不在のこともたまにはありましたが、うつ症状で日中も眠っていることが多いＰさんはおそらく自宅にはいるのですが、チャイムを鳴らしても、電話をしても本人からの応答はなく、会うことができずに本人宅をあとにする日々がしばらく続いていました。

本人に会うことを諦めかけていたある日、思いがけずドアが開き、半分以上眠りのなかにあるＰさんがふらふらしてそこに立っていました。これが私とＰさんの出会いです。ドアを開けてくれたものの本人はすぐに布団の中にすっぽり入って眠りのなかに戻ってしまいます。こちらから話し掛けても返答はありません。その後も会えたり会えなかったりという状況がしばらく続きました。この頃本人は友人やバイト先での人間関係などいろいろとつらいことがあって、気持ちが沈んでいることも多く、時には新しい手首の傷を私に見せることもありました。薬を飲んで眠ることで、つらさからひととき逃れられる意味もあったように思います。そうやって心身を休ませることで、日々の生活を継続していたともいえるかもしれません。

会えない日が少しずつ減っていく

会えたり会えなかったりの日々のなか、ドアを開けて私を自宅に入れたあとそのまま布団に直行して寝入る本人のかたわらで、部屋に散らばったゴミをひたすら片付ける訪問が続きました。あるとき眠っていると思っていたPさんがぼそっと自分のつらさを口にしたのをきっかけに、たまに起きているときに少し話をするようになりました。調子がいいときはそのときにはまっているアプリの話をしたり、熱中して観ている韓国ドラマについて語ったり、私が部屋のゴミと格闘しているかたわらで楽しそうにゲームをしたりしていました。いっしょに片付けないかと声を掛けても、「やらない」と言ってゲームに熱中しています。子どもの頃からそうした環境で生活しているので、本人は居心地の悪さを感じていないようでした。生活のお手伝いのヘルパーを入れることを本人に相談してみましたが、「いらない」と断っていました。もともと支援者に対する不信感が根強く、訪問看護も本人の希望するところではなかったので、訪問看護だけでもこうして受け入れてくれているのだから、本人がそれを自らの意思で続けてくれていることを大事にしようとこちらでは考えました。

訪問を続けるうちに、気がつくとPさんが自宅で眠っているときには必ずドアを開けてくれるようになっていました。たいていはそのまま布団に戻って眠り、こちらは真っ暗ななか、布団と一体になっている本人に向かって一言、二言話し掛け、言葉が戻ってくることもあれば、寝入って何も返ってこないときもあります。本人が眠っているところを訪問しているので、わざわざ起きて自宅に迎え入れてくれたことを感謝して、眠っている本人のかたわらでゴミを片付けたりする、そんなかかわりが今まで続いています。調子がいいときは本人がうれしそうに話す言葉に耳を傾け、時にはいっしょに買い物に行ったり、かなりまいっているときはそばにいて本人が漏らす一言の重みやつらさを隣で感じる。Pさんとの時間はそんなふうにして積み重なっていきました。「よく続いているよね」と本人は笑って言います。これは私に対してではなく、「自分が訪問看護なんてよく続けている」という意味だそうですが、確かにそう言われると、この関わりが壊れることなく続いているのは奇跡みたいなことのようにも思えてきます。訪問を迎える側、訪ねる側の双方が自分らしさを隠すことなく、無理をしない、相手に無理強いしないで関わってきたことが、今まで続いている理由なのかなと考えたりします。

私が疲れていると「休んでいけば？」と労りを示してくれるようにもなりました。

訪問を開始してしばらくは人間関係がうまくいかないことなどが原因でリストカットや過量服薬をすることもありましたが、それも次第になくなってきていました。本人にとって自宅をきれいにする必要が生じたときには、自分で部屋を片付けるようにもなりました。

つらいことが続いてバランスを崩して

私といるときはうつ状態で眠っていることのほうが多いPさんですが、それ以外の時間では友人たちとわいわい騒いだり、好きなことに熱中したり、仕事に対しても意欲的で就職活動して仕事を探して、うまくいかないで頓挫してしまってまた次の職を探すということを繰り返していました。人との関わりに関しても積極的で恋愛もしていました。

同じ診断名をもつ患者をほかにも何人か担当しましたが、どの人も自分の意思をしっかりもって活動的に社会のなかで生活していました。病気があるから仕事はあまり勧められないと主治医に言われながらも、彼女たちは働くことに対する意欲があり、就職活動しては仕事に就いていました。しかし、仕事での人間関係や仕事そのものが負荷となって追い込まれて、つらさに耐えきれなくなって自傷行為を繰り返し、少し回復してまた次の就職活動を始めるという共通性があったのです。

生きているうえでかかってくる負荷が自分にとって大き過ぎると状態が不安定になってくるのは誰でも共通だと思いますが、この診断をされている人たちは特にその傾向が強いと思われます。そしてつらさに耐えかねて自分自身を傷つける行為をとるのも特性として挙げられると思います。

Pさんも他者との関わりのなかで傷つき、恋人を喪《うしな》い、転職を繰り返すなかで仕事やその人間関係でくたくたになって、バランスを崩して、ずっとなかった自傷行為や過量服薬を再びするようになりました。訪問のときにはこらえきれずに涙を見せて「こういうの本当はもうやめたいんだ」と、絞り出すように苦しさを口にしていました。人生の仕切り直しとして本人が入院を選択したのが2年ほど前になります。

その後退院して今は落ち着いて生活しています。退院後も訪問看護を続けたいという本人の希望があり、訪問を再開しています。私のチャイムで目覚めて再び眠るという生活はなかなか変えられないようですが、予定が入っているときは訪問をすっぽかして出掛けています。今のパートナーともいい関係を築けているようです。以前のように多めに薬を飲むこともなくなり、柔らかい表情で毎日を過ごすことができています。この状態が続いてくれることを願っています。

語り手看護師紹介：千田美樹《ちだみき》

精神科病棟助手の経験があるが、看護師として精神科に関わるのはここが初めて。まじめで明るく、少しおっちょこちょいなところが、ほかのスタッフたちにも好かれている。落ち着き委員会代表（副代表は社長）。藤井聡太さんの対局を見るのが楽しみ。山好き。

【コラム】

訪問看護は安心から始まる

Ｐさんや同じ診断をされているほかの患者の特徴として、たいへんに生きづらさを抱えながら懸命に生きているという印象をもって訪問していました。懸命に生きているのにうまくいかない、世の中の動きと彼女たちの頑張りがかみ合わない、本人たちもどうしてうまくいかないのか分からない、そして疲れ果てて自らを傷つける行動に衝動的に走ってしまうのです。自分でもその衝動をコントロールすることができない、私はそんなふうに感じていました。彼女たちが途方に暮れているのと同様に、訪問看護師という立場で毎週訪問する私もどうしたら彼女たちがもう少し生きやすくなれるのかその方法を探してはいるものの、答えにたどり着けるあてもなく訪問していたというのが正直なところです。

Ｐさんの場合は「訪問者なんて信用できない」と思っている本人が訪問者に対して「ドアを開けてもいいかな」と気持ちを変えてくれることが大切でした。しかも彼女の場合は眠っているのでわざわざ訪問者のために眠りを中断して起きるという大きなハードルがあります。結果として今もＰさんは起きてドアを開けてくれています。その後はたいてい本人は眠ってしまいますが、よくよく考えれば自分が寝入っているところに誰かがいるという状況は、最低限の安心を相手に感じていなければできないと思うのです。そういう意味では訪問者に対して本人が安心を感じてくれていると思っていいのだと思います。訪問者に対する安心感がすべての訪問のベースとなると思っています。

・SOSを出せる関わり

訪問看護という仕事が担っている役割はたくさんあると思いますが、いちばん大事なのはその人が困ったとき、窮地に立たされたときに訪問者や訪問看護ステーションのスタッフになんらかの形でSOSを出せるということだと思います。日頃から訪問者との間に安心できる関係が育まれていることが、本人が追い詰められたときにSOSを発信することができる原動力になると思います。日頃の訪問のなかでのぼそっとした一言や、何かいつもと感じが違うなといった訪問者の感覚も、日頃の関わりのなかで育っていくのだと思います。境界性パーソナリティ障がいといわれる特性をもつ人の場合は、特にこのことが大切になると身に染みて感じています。

・訪問看護の仕事って何？

その人が少しでも生きやすくなるために、その人が生きている環境を整えるお手伝いをすることが訪問看護の仕事だと考えています。それは病気のことだったり、生活のことだったり、人との関わりだったり、働くことだったり、生きるうえで必要なことすべてに関わってくるように思います。

患者は自分の人生を生きています。訪問看護師も自分の人生を生きています。そのことを踏まえて、本人が本人として生きていくためにどんなことを訪問看護師に求めているのかを患者と確認し合いながら、患者の少し後ろをついていって見守っていくのが訪問看護なのかなと考えています。転びそうになった患者が私たち訪問看護師の手を握ったときに、しっかりといっしょに踏ん張って、相手と自身を支えられる力を日頃の関わりのなかで培っていくことが大切だと考えます。

［ストーリー14］

嫁ぎ先で孤立する患者の心のバリアを解いた訪問看護師という「外の風」

――語り手看護師：渡部朋子

娘の「産後うつ」を苦に、父が自殺

Qさんが急激に悪化したのは、実父の自殺の第一報を電話で聞いたのがきっかけでした。そのときQさんは産後うつのため、実家に戻っていましたが、お父さんはそのことをひどく気に病んでいたといいます。遺書などはなかったので、原因だと断定することはできませんが、自殺する動機がほかにあったとはQさんには思えませんでした。

「産後うつ」というのは、出産直後の女性がホルモンバランスの崩れなどが原因で肉体的、精神的不調をきたす病気です。でも、その「産後うつ」を苦にして、本人ではなく実父が自殺したという事実を最初に聞いたとき、私は信じられない思いでした。

「産後うつ」は適切なケアをしてあげれば、ほとんどの人が快方に向かいます。ですから何がQさんのお父さんに自殺するほどの不安を抱かせたのか、私は不思議に思ったのでした。

私は今の仕事に就く前に、夫の赴任先である小笠原諸島の父島で「ベビー・マッサージ教室」のボランティアをした経験がありました。私が看護師の資格をもっていることを知った村役場の担当者が、村の若いお母さんたちとの間をつないでくれたのです。集まったお母さんたちのほとんどが小笠原諸島の出身ではなく、慣れない環境のなかでさまざまな子育ての悩みを抱えていました。こうしたお母さんたちに「ベビー・マッサージ教室」を通じて、私の子育ての経験を伝えたり、ちょっとしたアドバイスをしていたのですが、そんな些細なことで、お母さんたちの表情が明るくなっていました。Qさんが悩まされた「産後うつ」も、こうした触れあいがあれば、そのなかで癒やされていっただろうということは想像できました。

「嫁はハズレ」という姑。郵便物をチェックする舅

Qさんが置かれた状況は、あまりに過酷でした。

実父が自殺してしまったQさんは、婚家に戻るしかありませんでした。婚家は川沿いの戸建住宅で、夫は中古車販売員、舅も姑も健在でした。私が精神科訪問看護ステーションの訪問看護師として婚家を初めて訪問したのは、この頃です。そのときの独特な雰囲気は、今でもはっきりと覚えています。

先方はQさん夫妻とその両親です。

「この嫁はハズレでね」

初対面の私に向かって姑がこう言いました。子どもを産んだあと体調を崩し、退院したばかりの本人がいる前です。その脇でQさんの夫は、自分の母親のこうした発言をたしなめるでも

なく、最初から最後まで私の発言の内容を細かな字で克明に手帳に記入しています。

最初の顔合わせのときは人のいいお爺ちゃんのような顔をしていた舅も、のちにとんでもないことを続けていることが分かりました。息子夫婦宅に届く郵便物のチェックをしていたというのです。

「この家族は普通じゃない」

私はこれまで自分の人生で蓄えてきた常識が、この家族には通用しないだろうことを悟りました。

患者が受け入れてくれて初めて看護が始まる

最初はQさんもまったくといっていいほど私に心を開いてくれませんでした。話し掛けても、砂に吸い込まれていく水のように言葉が消えてしまい、あとには沈黙が残るだけです。Qさんと向かい合って30分ぐらい、まったく何もしゃべらないこともありました。その頃はQさん宅を訪問するのがつらくて仕方がありませんでした。

精神科訪問看護の仕事では、まず患者に受け入れてもらうところから始まります。ここが病院や病棟の看護師の仕事とは大きく異なるところです。また、看護を受けるQさんからしたら私が自宅に来るわけですから、私と会わないわけにはいきません。でも心にバリアを張ることはできるのです。

今から思えば夫をはじめ婚家の舅や姑側の人間だと思われていたのかもしれません。そう思われても仕方のないこともありました。訪問前になると毎回、Qさんの夫から電話があるのです。その電話でその週のQさんの様子を詳しく私に伝えてきます。妻がいかに家事をしてくれないか、子どもの面倒をみようとしないかを一方的にまくし立てるのです。

訪問看護師は対象の患者が回復に向かっていけるように、患者の疲れた心に寄り添わなければいけないと思っています。ただでさえ情報がなく、いったいこの家族に何が起きているのか分からないのに、Qさんの夫の一方的な情報だけを手がかりにするのは何か違うと思いました。

そのようなことを大切にしながら接するうち、少しずつQさんは、心を開いてくれるようになりました。そこでQさんの口から出た言葉はさらに私を驚かせました。

宗教団体のマッチング結婚が招いた悲劇

「私も両親も婚家の人たちも、○○教の信者なの」

世の中にいわゆる「マッチング結婚」なるものが存在しているのは知っていましたが、どうやらQさんとご主人とは○○教が仲介しての「見合い婚」だったようです。

この事実を知って私は姑の言った「この嫁はハズレ」という言葉の意味が、ようやく分かったような気がしました。○○教の教えに沿って迎えたのに、嫁は産後うつで家事や子育てができなくなったことを指して、姑は「ハズレ」を引いたと言ったのです。そしてこの姑は同じ宗教の信者であるQさんのお父さんにも同じことを言ったでしょうし、同調したほかの信者もいたかもしれません。Qさんのお父さんは教団のなかでの立場がなくなり死を選んでしまいました。

本来なら娘であるQさんの理解者であってほしい実父が、娘の産後うつを引き金に自殺した背景にも、このマッチング結婚が濃い影を落としているように思います。

民間の子育て応援団体との面談に同行

ここまでの事実をQさんが私に話してくれるまで、5年はかかったかと思います。気の長い話ですが、それは精神科訪問看護という仕事だからでもあります。

私がQさんから信頼されているなと感じられるようになったのは、Qさんが住む町の民間の子育て応援団体から面談の要請が届いたときでした。

「渡部さん、いっしょについて来てくれる？　いっしょのほうが心強いの」

そうQさんからいわれたとき、私は本当にうれしく思いました。

娘さんが3歳になった頃から子育て応援団体とQさんの間では、つかず離れずの関係が続いていました。きっかけはQさんの夫が「娘の発達状態が心配だ」などと相談したことからのようです。そのとき夫は「妻に精神疾患があるため娘の育児に問題が生じている」など、あることないことをいろいろと訴えたようです。

子育て応援団体は、Qさんの夫の話を一方的に信じたりはせず、家を訪問してQさんと定期的に面談したりして、娘さんに発達上の問題がないことや、Qさんに育児ネグレクトや虐待などがないことも確認していました。あるとき「嫁が孫に大声を上げた」と姑が警察に通報するという事件が起きましたが、このときも子育て応援団体が間に入って事情を説明し事なきを得ています。

ヘルパー派遣で「外の風」が吹き込む

子育て応援団体との面談への同行をきっかけに、Qさんの私への対応は徐々に変化していきました。Qさんの表情には喜怒哀楽が出るようになり、婚家で困っていることや腹の立つことが堰を切ったように彼女の口から溢れてくるようになりました。先に触れた、舅が郵便物をチェックしているという話をしてくれたのもこの頃です。

また、それまで話のなかに娘さんのことが出てこなかったので、母性の薄い人なのかなと感じていたのも誤解であることが分かりました。最近では、小学生になって自我が強くなってきた娘さんが、それまでのように祖父母の言いなりにはならなくなってきました。それがカンに障るのか、姑は次第に孫につらく当たるようになったといいます。そうなるとQさんも俄然、我が子を守ろうとするし、娘もお母さんが味方してくれるのを見て反応が変わってきました。そんな娘との関係をQさんはうれしそうに話してくれます。

私も子育て応援団体へ行ったことをきっかけに、団体の担当者と接点ができ、Qさんに関して団体がもっている情報を共有させてもらうことができました。

そのうえで私はこのQさんのいる家に精神科訪問看護ステーションだけでなく、もう一つ「外の風」を入れてみてはどうかと思うようになりました。度を越した閉塞感のある家で窒息しそうになっているQさんを少しでも楽にしてあげるには、「外の風」は有効です。そこで活用したのがヘルパーの派遣制度でした。

前々から家事の負担に不満をもっていたQさんの夫自身に動いてもらい、子育て応援団体からヘルパーを派遣してもらうようにしたのです。夫からの訴えですぐにヘルパーが派遣されました。

ヘルパーが食事の手伝いなどをしてくれるようになり、これに関する夫の不満はなくなりました。ヘルパーの派遣がこの家のこれから先にどう、いい化学変化を起こせるか楽しみです。

ところでQさんは精神疾患を抱えているというものの、今は寝る前に精神安定剤を飲む程度で、あとは、ほぼ平常を取り戻しているように見えます。少なくとも私にはそう見えます。今ではパートで喫茶店のウェイトレスとして楽しそうに働けるまでになりました。

語り手看護師紹介：渡部朋子《わたなべともこ》

安蔵とはママ友で、子どもが3人いる。超体育会系で、実際大学も体育学部だったが、途中で看護学部へ転部している。さわやかで、人となりが良く、涙もろく、患者からの人気が高い。訪問での移動の車の中では、大きな声で歌っている。

【コラム】

「症状の全容をつかむ」ことの難しさ、大切さ

精神疾患と呼ばれる症状の背景にはさまざまな要因があり、それが複雑に絡まり合っています。それを解きほぐしていかないと病状の「全容をつかむ」ことはできません。Qさんのケースでは、ご主人から当初、一方的な情報が大量にもたらされましたが、私はそれをうのみにせず、自分が直接Qさんと対峙して得た情報を基に訪問看護を進めるという姿勢に徹しました。時間はかかりましたが、それが良かったのだと思います。Qさんも最近ではすっかり心を開いてくれています。

同じ宗教の信者同士の家庭という、ある種の「密室」に訪問看護師がほとんど情報がないままに乗り込むという状況は、看護師が問題に巻き込まれてしまう可能性もありました。

またこのQさんの件では、Qさんの生き方自体が大きく関係しているように思います。Qさんは受け身で、結婚だけでなくいろいろな場面で自己判断をすることが苦手です。他者に物事を決めてもらうようなQさんの生き方が、少しずつ変わっていくことが必要だと思います。今

後、Qさんへの訪問を継続しながら、Qさんの意見や考え、思いを尊重していくことで、Qさんが自分に自信をもっていきいきと生きていくことにつながってほしいと考えています。

［ストーリー15］

ともに障がいをもつ夫婦を、地域と連携して支える

――語り手看護師：佐藤俊介

パトカーのサイレンに興奮して包丁を

Rさんは60代で、以前事故に遭い、歩くことにハンディキャップを抱えています。耳の聞こえも悪く、耳元で大きな声を出してようやく聞こえるぐらいの聴力で、奥さんが何かしゃべっているのを、全部自分の悪口だと思い込んでしまい、口論になることがよくありました。

その日も私が訪問すると室内には険悪な空気が流れていました。Rさんは、別居している長男のことを奥さんが何かと庇うので、それが気に入らないようでした。

「なんでお前はあいつに金を渡すんだ」

突然大声でそう怒鳴って奥さんに殴りかかり、奥さんは頭を手で覆ってうずくまりました。私は見ていられなくなってRさんと奥さんの間に割って入り、奥さんに外に出ているように言いました。

「なんで止める?」

Rさんは私にも大声で怒鳴りましたが、奥さんの姿が見えなくなると少し落ち着きを取り戻したようで、畳に座って大きく息をつきました。

それから5分ほど沈黙の時間が流れた頃、突然パトカーのサイレンが聞こえてきたのです。

「また警察を呼びやがったな」

Rさんはそう言うとハイハイをするような格好で台所に行き、流しの下の扉を開け、包丁を取り出したのです。サイレンが止み階段を駆け上がってくる足音が聞こえ、ドアが開いて警察官が入ってきました。Rさんがみるみる興奮していくのが分かります。

そして、それまで私のほうに向けていた包丁を持ち直して自分のほうに向けると、自分の腹を刺そうとしました。その瞬間、警察官が飛び掛かりRさんを押さえつけて、包丁を取り上げました。

訪問看護師の「立ち位置」は難しい

外に出ると近所の人たちが大勢集まっていました。どうやらRさんに殴られて外に逃げ出した奥さんが近所の人に頼んで警察を呼んだようでした。近所の人たちは「またか」という顔ですが、今日に限ってなかなか警察は引き上げていきません。Rさん夫婦の家に警察官が来ること自体は珍しいことではないのです。2カ月に1回は、Rさんに暴力を振るわれた奥さんが呼んだり、近所の人に通報してもらったりしています。でも今回はパトカーがサイレンを鳴らして出動したことで、ちょっとした騒ぎになってしまいました。パトカーの周辺には20人ほどの人が集まり成り行きを見守っています。

現場にいたので私が警察官に事情を話しました。そのためRさんが事情聴取を受けるようなことはありませんでした。でも、この日を境に私とRさんとの関係は決定的に悪くなってしまったのです。

私は奥さんがRさんに殴られているのを見て反射的に止めたのですが、それがRさんには我慢ができなかったようです。あとあとまで「なぜ、あのときあいつの味方をした?」と言われ続けました。

精神科訪問看護師は常に患者の立場に寄り添うのが原則です。でもそこに家族がいる場合、その立ち位置はなかなか微妙なものがあります。Rさん夫婦の場合、私はRさんの訪問看護師として訪問しているわけですが、こんな夫婦喧嘩が起きたときは、どちらの肩をもっても文句が出ます。かといって奥さんが殴られているのを傍観しているわけにもいきません。

それまでは私が夫婦の間に入ってうまくクッションとなっていたため、私がいないときに暴力沙汰が起こることはあっても、私の目の前でRさんが奥さんを殴るなんてことはなかったのです。

〝内科〟での訪問看護を打診される

Rさんの訪問看護依頼は精神科病院からきたものではなくて、ケアマネジャーの依頼によるものでした。

ケアマネジャーより「内科の訪問看護ということでお願いしたいのですが、ご主人が粗暴な方で……」と話がありました。

最初の打ち合わせでは、ケアマネジャーがなんとも歯切れが悪かったのを覚えています。内科の疾患を抱えた患者なら、ほかにふさわしい訪問看護ステーションがいくつもあります。なのにあえて精神科訪問看護ステーションに訪問看護を頼んでくるのにはやはり事情がありました。

Rさんは、とにかく粗暴ですぐに暴れては、少し知的に遅れのある奥さんを殴るというのです。本来なら精神科の病院を通じて訪問看護を依頼したいのですが、病院は精神疾患があるという診断はしてくれず、別居している長男も精神疾患での入院や治療は困ると言っていました。それで仕方なく「内科での訪問看護を依頼する」ということになったようでした。

Rさんは難聴と足が不自由というハンディキャップを抱えていましたが、奥さんのほうにも軽い知的障がいがありました。そのため、深く考えることもせず、Rさんから受けた暴力などをすぐに近所の人にあからさまに話したりするのです。殴られて腫れた顔のまま、平気で外を歩いていることもありました。

Rさんはそうした奥さんの行動から、近所の人たちが自分に悪い感情を抱いているのではないかと思い込むようになりました。また奥さんは足の不自由なRさんを置いて出掛けることが多かったので、電話が掛かってきたり近所の人が訪ねてきたりすると、Rさんが聞こえないなりに対応しなければならず、イライラが募ります。そんなときは帰ってきた奥さんに必ずと言っていいほど暴力を振るうのです。

酸っぱいご飯と生焼けの肉に「ありがとう」

訪問に行き始めた頃は、私のことを息子のようにかわいがってくれました。Rさん夫婦には長男がいますが、ほとんど寄りつきません。そうした背景もあって、私が訪問を始めると息子ができたような気がしてうれしかったのではないかと思います。

自称料理好きのRさんは訪問するたびに自分でご飯を作って迎えてくれるようになりました。酸っぱいご飯、半生の唐揚げなどもありましたが、ニコニコ笑っていただきました（ちなみに酸っぱいご飯は「酢を入れているんだ」とのことでした）。

「ありがとうございます。ごちそうさまでした」

味はともかく、出されたご飯を平らげたあと私がお礼を言うと、Rさんは本当にうれしそうでした。Rさんに限らず私の訪問先の人は、他人から不愉快な言葉を掛けられることはあっても「ありがとう」と言われることが少ない人たちです。私はお腹が弱い体質で、ほとんどの訪問先でトイレを借りるのですが、そんなとき心から「ありがとう。助かりました」と伝えると、どんなに気難しい患者でも必ずすてきな笑顔で迎えてくれました。

奥さんと愛人関係と言われてフェードアウト

Rさんと私の関係は長くは続きませんでした。訪問して2年ほど経った頃、Rさんの長男から市役所にクレームの電話が入ったのです。

「どうして訪問看護師が家に来て食事をして帰るんだ？　おかしくないか」

ケアマネジャーにも市役所の担当者にも、毎回食事を振る舞われていることは伝えてありました。Rさんといい関係をつくるには、今のところこれがいちばんいい方法だと考えていたからです。しかし正面からこう言われれば市役所としても「続けていい」とは言えません。

「息子がいろいろ言うけれど気にしなくていい」

そう言ってRさんはその後も私にご飯を食べさせてくれました。しかし、さすがに長男からいろいろ言われたらしく、数カ月経つとRさんはご飯を作らなくなりました。そしてそこにあの「包丁事件」が起きたのです。

私が夫婦喧嘩を止めただけでなく、奥さんの味方をしたことがよほど腹に据えかねたのでしょう。それからは訪問するたびに怒鳴られ続ける日々でした。私としてはそもそもRさん夫婦のクッションになればいいと考えていましたから、怒鳴られ続けること自体はそれほど堪えませんでした。

しかし、私と奥さんが愛人関係になっているという妄想をRさんがもち始めたと聞いて、このあたりが潮時だなと感じました。そこで私はRさんの訪問看護をフェードアウト。代わりにRさん夫婦のクッション材として、奥さんに女性の訪問看護師が入ることになりました。

老人病院でまだまだ元気なRさん

その後のRさんですが、代わりの看護師が奥さんの訪問看護に入ってからも暴力はやみません。ケアマネジャーも頑張ってくれ、Rさんのイライラを少しでも減らすように補聴器を手配したり、デイサービスを夫婦で利用できるよう骨を折ったりしました。でもうまくいきません。

結局、Rさんは心臓の具合いが悪いことを理由にして老人病院に入院。訪問看護は終了しました。

最近家族から聞いた話ではRさんは、まだまだお元気でいるそうです。

近隣住民との関係も難しい

精神科の訪問看護をしていると、患者の近隣の人との関係には気を使います。Rさんの奥さんのように誰にでも「うちには精神科の訪問看護ステーションから人が来てくれているのよ」としゃべってしまうような人は珍しいです。たいていの患者は精神科訪問看護が入っていることを隣人に知られたいとは思っていません。精神疾患を抱えているということは患者のプライベートな情報なので、訪問するときには、どういう素性の人間が来ているのか知られないようにしています。

これは近隣の人ばかりでなく、民生委員など公的な仕事をしている人から尋ねられた場合も同じです。Rさんのケースでも民生委員から素性を尋ねられたことがありました。近隣住民の話からRさん夫婦のことを知り、独自に調査していたようでした。私からは個人のプライバシーなので、市役所を通して確認してほしいと伝えました。

近隣住民にすれば、日頃から夫婦喧嘩で暴力沙汰が絶えず、警察官も来るようなお宅があれば心配になるのも無理はありません。そういうお宅に私たちのような精神科訪問看護のスタッフが入りケアをしていることが分かれば、少しは安心していただけるのではないかと思うのですが、なかなか難しい点も多いのです。

語り手看護師紹介：佐藤 俊介《さとうしゅんすけ》

精神科訪問看護ステーション「ゆっくり」の管理者。秋田県出身。野球部だった。看護師として精神科病院で働いていたところ、精神科訪問看護ステーション「ゆっくり」が立ち上がることになり、常勤職員として入職。犬のピノコ5歳（マルプー）を飼っており、与那覇同様、毎日事業所にも連れて来ている。ピノコは日給120円をもらっている穏やかな看板犬。

【コラム】

患者自身は「どこも悪くない」と思っている

この件は、怒りっぽくてすぐに奥さんに暴力を振るう粗暴さに手を焼いたケアマネジャーが、市役所を通して「なんとかしてくれ」と相談してきた特殊なケースです。

当事業所は精神科訪問看護に特化しているため、内科の疾患をもつ患者の訪問看護を引き受けることは少ないです。しかしこの一件では、それを十分に分かったうえで、なお「ゆっくり」に訪問看護を依頼したいという希望があったので、その意を汲んで引き受けたのです。

ですから最初はRさんも「俺はどこも悪くないから、訪問看護なんていらない」と訪問を拒否していました。そこを工夫しながら相手との関係を少しずつ育んでいくような訪問をし、家族に愛想をつかされ寂しがっていたRさんにアピールして、息子代わりの立ち位置にいたというのが「包丁事件」が起こるまでの粗筋です。

・いくつになっても奥さんが好きなRさん⁉

この「事件」が起こるまで、私はRさんから本当にかわいがられていました。毎回食事をご馳走になるのはもちろん、盆暮れに顔を出さないと「なんで来ない？」と怒られたり、Rさんが現役時代に着ていたお気に入りのジャンパーをもらったりしていました。

それが決定的に変わったのは、やはり「包丁事件」からです。それまでも暴力沙汰はありましたが、私が訪問しているときにRさんが奥さんに暴力を振るうことはありませんでした。それなのにあのときに限ってなぜ私の目の前で奥さんを殴ったのか。

本当のところはRさん自身にも分からないのかもしれませんが、このとき、私が奥さんを庇ったことがRさんのなかで嫉妬という黒い感情に火を点けたのではないかと思います。

きっとRさんにとって奥さんは何年連れ添っても大好きな存在であったのでしょう。こういう夫婦の間にクッションとして入るというのは、ある程度経験を積んできた私にとってもなかなか難しいことだったのです。

・患者のプライバシーを守るのが訪問看護の原則

精神科訪問看護ステーションには、さまざまな苦情がもち込まれます。別のエピソードでも書いているように、消防署からは担当する患者が頻繁に救急車を呼ぶので止めさせてほしいという苦情が来ることがあります。でも救急車を呼ぶのは当然の権利です。それを止めさせる権限は私たちにはありません。

患者のプライバシーについても同じようなことが言えます。精神疾患を抱えた人が自分の住居の近くに住んでいるかどうかは、近隣住民にとって知りたい情報の一つだと思います。しかし、自分の病気の情報を他人に知られない権利は誰にでもあります。私たちが訪問することで患者が精神疾患を抱えていることが周囲に分かってしまわないように、私たちは常に気を使っています。私たちが制服を作らずに私服で訪問しているのも、その配慮の一つです。

おわりに

私が精神科訪問看護ステーションを運営するうえで最も大切にしているのは、患者は十人十色で皆それぞれ違うのだということを決して忘れないようにしたいということです。

精神科訪問看護で出会う患者は本当にさまざまです。肉親は1人もおらず天涯孤独な人もいれば、高齢の親を看病しながら自分の病気に向き合っている人もいます。子どもに恵まれた人もいれば、子どもが悩みのタネという人もいます。花が大好きな人がいれば、猫を大事に育てている人もいます。このような「みんな違う」という当たり前のことを当たり前のように理解するのがいかに大切か、精神科病院に勤め始めた頃の私には分かりませんでした。

私は秋田県の高校を卒業したあと地元の看護短期大学に入学しました。深い考えもないまま、地元の精神科病院に就職しました。「新卒で精神科希望は珍しいね」と言われましたが、その意味も分からないまま1年間勤務しました。そして「一度は大都会の東京で暮らしてみたい」という気持ちから都下にある精神科病院に移り、そこで3年間勤めました。

私が精神科病棟勤務で体験した仕事の多くは、患者が決められたルールやスケジュールに従って動いてくれるように管理することでした。その仕事をスムーズに行いたいと考えるあまり、私には患者一人ひとりの個性に目を向けることができていませんでした。

しかしある出来事をきっかけに私はそれではいけないと気づきました。その出来事は、精神科の医師と看護師でチームを組み、病院に来なくなった患者の様子を見にいったときに起きました。その患者が住む部屋の大家さんから、その患者が頻繁に大声を出したり暴れたりして困るという通報が病院にあったのです。私たちの姿を見ると患者は興奮して大声を出し包丁を振り回しました。警察官も駆けつけアパートの住民など多くの人が見守るなか、私が今も尊敬するその医師は、たった1人で患者の部屋に上がり込むと、まるで魔法でも使ったかのように、その患者の興奮を収めてしまったのです。

その現場に居合わせた私は、この出来事に非常に大きな衝撃を受けました。もし同じような場面に出くわしたとき、私は毎日病棟で顔を合わせている患者に同じことはできないだろうと思いました。そしてそれができないのは、私には何が足りないからなのだろうと繰り返し考えました。その結果、私は患者との間に信頼関係を育む努力をしてこなかったという考えにたどり着きました。

患者に信用してもらいたければ、まず私が患者を信用しなければならないという当たり前のことに気づくまでに長い時間がかかりました。看護するには、患者を管理の対象として見るのではなく、患者一人ひとりの気持ちやその背後にある人生に思いを巡らせることが必要ではないかとようやく気づいたのです。看護する側にそういう姿勢があって初めて、何かあったときにこちらの話にも耳を傾けてもらうことができるのです。

こうした精神科の看護を実現するには、どうすればいいかと考えた末にたどり着いたのが精神科訪問看護でした。

当時私は3年間勤めた都下の精神科病院を辞め、そこで知り合った医師の精神科・心療内科のクリニックの立ち上げに携わらせてもらっていたところでした。そのクリニックで精神科訪問看護が可能な体制をつくると、当時はまだ精神科に特化した訪問看護が珍しかったので、思った以上の依頼が来ました。

ここで丸9年精神科の訪問看護の経験を積んだ私は、今から9年前の2012年に、満を持して当精神科訪問看護ステーションを開所したのです。

現在の当ステーションの訪問看護師の仕事は、まず自分の足で患者の自宅に赴き、ノックをし、患者に自宅のドアを開けてもらうことから始まります。本書に収録されたエピソードのなかで多くのスタッフが、患者にドアを開けてもらうことの大変さや大切さを語っているように、この場面は、精神科訪問看護のなかで実はとても難しく、そしてとても重要な場面だと私は思っています。

患者が私たち訪問看護師に不誠実さを感じてしまうことがあると、たちまちドアは開かなくなり、会ってもらうことさえできなくなってしまいます。患者は訪問看護師の不誠実さに非常に敏感です。私たち訪問看護師が患者に受け入れてもらえるように訪問看護に真剣に取り組んでいかなければ、ドアを開けてもらうことはできないのです。私たちはドアを開けてくれない患者がいれば、患者の言葉を正確に理解しながら、真剣に言葉を選んで話していきます。例えば自分の部屋に上がってほしくないという患者がいれば、どこかほかの場所で話を聞けないかと提案します。そのうえで時間をかけて互いに折り合える点を探し出していくようにしています。

本書のストーリーのなかでこうした患者と訪問看護師の立場を「ホーム」と「アウェイ」になぞらえて説明しています。病院に入院しているときは、病院の医師や看護師はホームで患者はアウェイという立場です。退院して再び社会のなかで生活を始めると、患者がホームでわれわれはアウェイの立場になるのです。私は患者の自宅のドアをノックする精神科訪問看護師がアウェイの立場であることをとても気に入り、誇りにさえ思っています。それは本書に綴られた当ステーションの看護師の言葉からも感じられます。

私がこの精神科訪問看護ステーションを創業して今年で10年を迎えます。その間に多くの仲間が看護師として集まってくれましたが、定年退職した人を除いて、今まで1人も離職した看護師がいないのが誇りです。本書に綴られた看護師の熱い思いが、次の10年に向けた当ステーション発展の原動力になればと思います。

最後に、現在の私たちの暮らし自体は物に溢れ、便利で一見豊かになっています。しかし、人間そのものが豊かになっているかは疑問に感じます。私たちの社会がもっと人に興味をもち、他人に対して優しく思いやりのある社会であったならば、私たち精神科訪問看護師の仕事はなくなっていくでしょう。

矛盾しているかもしれませんが、そのような社会を望みます。

稲岡　勲（いなおか　いさお）

1977年生まれ。1999年に秋田県にある看護短期大学を卒業。秋田緑ヶ丘病院（秋田県秋田市）、青木病院（東京都調布市）勤務を経て、2004年に先輩医師の「狛江のんびりクリニック」（精神科・心療内科／東京都狛江市）開設に携わる。その後、自身の「精神科訪問看護ステーション『ゆっくり』」（精神科、法人名：株式会社GGグループ／東京都狛江市）を2012年11月に開所。現在に至る。

「孤立させない、孤独にさせない」をモットーに、患者やその家族が、住み慣れた地域で自分らしく安心して安定した生活が送れるように、本人や家族といっしょに考えながら、その方に合った、そのときに必要なサービスを提供している。

本書についての
ご意見・ご感想はコチラ

ゆっくり、いっしょに　精神科訪問看護師、15のストーリー

二〇二一年九月二二日　第一刷発行

著　者　稲岡　勲
発行人　久保田貴幸
発行元　株式会社　幻冬舎メディアコンサルティング
〒一五一-〇〇五一　東京都渋谷区千駄ヶ谷四-九-七
電話　〇三-五四一一-六四四〇（編集）
発売元　株式会社　幻冬舎
〒一五一-〇〇五一　東京都渋谷区千駄ヶ谷四-九-七
電話　〇三-五四一一-六二二二（営業）
印刷・製本　シナノ書籍印刷株式会社
装　丁　株式会社　幻冬舎デザインプロ

検印廃止
© ISAO INAOKA, GENTOSHA MEDIA CONSULTING 2021
Printed in Japan　ISBN 978-4-344-93667-6 C0047
幻冬舎メディアコンサルティングＨＰ　http://www.gentosha-mc.com/
※落丁本、乱丁本は購入書店を明記のうえ、小社宛にお送りください。送料小社負担にてお取替えいたします。
※本書の一部あるいは全部を、著作者の承諾を得ずに無断で複写・複製することは禁じられています。
定価はカバーに表示してあります。